NVXING GENGNIANQI FANNAO
YISAOGUANG
SUISHOUCHA

女性更年期烦恼一扫光

随手查

刘佳◎编著

中国纺织出版社

图书在版编目(CIP)数据

女性更年期烦恼一扫光随手查/刘佳编著.—北京：
中国纺织出版社, 2015.2

ISBN 978-7-5180-0748-6

Ⅰ.①女… Ⅱ.①刘… Ⅲ.①女性—更年期—保健
Ⅳ.①R711.75

中国版本图书馆CIP数据核字（2014）第215117号

责任编辑：樊雅莉　　　　　责任印制：储志伟

中国纺织出版社出版发行

地址：北京市朝阳区百子湾东里A407号楼　　邮政编码：100124

销售电话：010－67004422　传真：010－87155801

http://www.c-textilep.com

E-mail: faxing@c-textilep.com

中国纺织出版社天猫旗舰店

官方微博http://weibo.com/2119887771

北京缤索印刷有限公司印刷　　各地新华书店经销

2015年2月第1版第1次印刷

开本：787×1092　1/32　印张：10

字数：112千字　定价：24.80元

凡购本书，如有缺页、倒页、脱页，由本社图书营销中心调换

目 录
CONTENTS

第三章
日常调理，赶走更年期不适

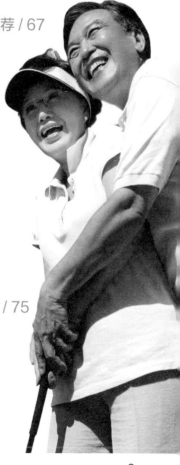

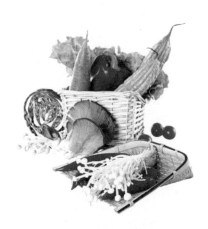

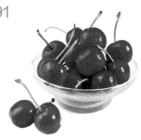

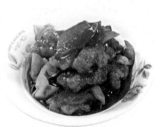

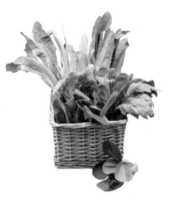

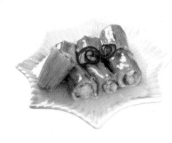

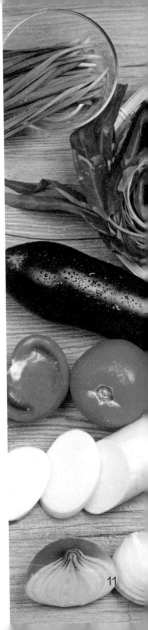

第四章
捍卫更年期健康，拒绝疾病困扰

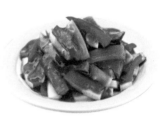

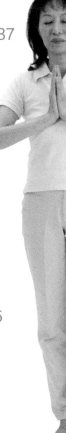

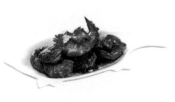

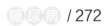
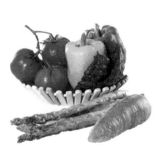

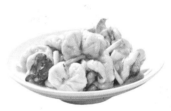

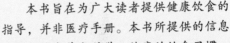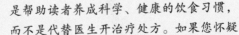

　　本书旨在为广大读者提供健康饮食的指导，并非医疗手册。本书所提供的信息是帮助读者养成科学、健康的饮食习惯，而不是代替医生开治疗处方。如果您怀疑自己身患疾病，建议您及时到医院接受必要的治疗。

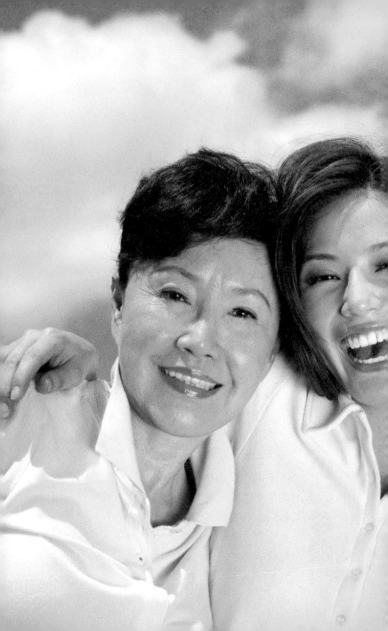

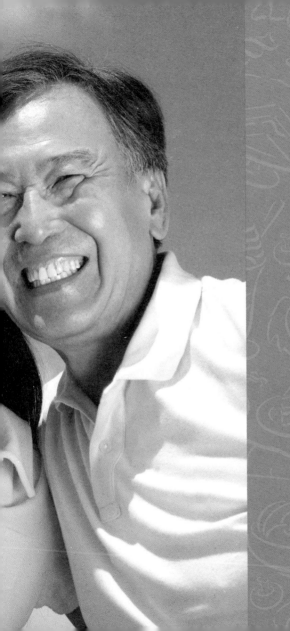

第一章

坦然面对更年期

更年期早知道

什么是更年期

更年期，对女性来说，是由生育期向老年期的过渡阶段。在这一阶段内，女性内分泌系统功能逐渐衰退，生殖功能开始减弱，女性第二性征逐渐退化，生殖器官慢慢萎缩，最后丧失生育功能。更年期包括绝经和绝经前后的一段时间。

更年期的来临是可以推测的

在战争中，把握先机是决定战争胜利与否的关键因素。同样，面对女性更年期这场硬仗，可以通过以下指标预测更年期是否来临。

从遗传的角度推测

遗传与进入更年期的年龄有着紧密的关系。例如，我们可以从祖母、母亲、同胞姐姐步入更年期的年龄推测孙女、女儿、妹妹更年期到来的时间。当然，这项指标也不是绝对的，因为更年期的到来还与后天生活环境、气候以及疾病等因素有关。

从初潮的年龄推测

经过统计与研究发现，初潮的年龄与更年期的年龄呈负相关的关系，也就是初潮的年龄越晚，更年期年龄越早；初潮的年龄越早，更年期的年龄越晚。

月经紊乱的原因

绝经前的月经主要表现形式是月经紊乱。月经紊乱最常见的可以分为以下几种类型：

◎ 突然绝经。女性在毫无征兆的情况下突然绝经。

◎ 月经间隔的时间变长，行经的时间开始变短，经量逐渐减少，最后停经。

◎ 月经很不规律，有些女性的经量不是很多，但是一直不断；有些女性则经量大而且持续时间长，更有甚者阴道还会大出血。这些现象一直到绝经为止。

叩响更年期的大门

即将进入更年期的女性会表现出某些特殊的症状，如出现烦躁、多疑、焦虑等情绪；脸部、颈部、胸部等有热浪向上翻涌的感觉，而且还会伴有皮肤发红、出汗等现象。

通过以上预测方法，大多数女性可以大概预测自己更年期来临的时间，使自己在与更年期的这场战争中处于有利地位。

什么导致了
女性更年期

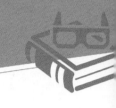

导致女性更年期的直接原因

女性的主要性腺是卵巢，排卵、分泌激素、维持月经周期和生育能力、保持女性特征是其主要功能。卵巢里边没有发育的卵泡定义为原始卵泡。女性一生约有400～500个卵泡发育成熟。女性婴儿卵巢中约有200万个原始卵泡，青春期只留下约30万个，50岁左右时，原始卵泡几乎已经没有了，即使存在，也难以发育、成熟，最终导致绝经，从而进入更年期。

引起更年期的最终原因是什么

遗传因素一般决定原始卵泡的数量，但是原始卵泡能否发育决定于后天的生活环境、个人体质状况、初潮年龄、生活习惯、婚姻状况、孕育、哺乳等一系列因素。

遗传基因经过自然选择，被保留的生物特征可以增加携带这些基因的数量。所以，进化原因是决定女性在50岁左右出现更年期的终极原因。

更年期具体有哪几个阶段

更年期阶段表		
	绝经前期	绝经期	绝经后期
时间段	绝经前2~5年	最后一次月经后的1年（45~55岁之间）	绝经后15~20年
特征	卵巢还有原始卵泡发育，但是大多数不能发育成熟；排卵之前，虽然会有一定的雌激素分泌，但是黄体形成不佳	女性的月经停止	卵巢的内分泌功能全部消失
备注	月经周期不规律，主要表现为逐渐延长	女性年龄超过45周岁，停经已经满1年，那么最后一次月经后的1年被认定为绝经期	这是女性进入老年期之前的阶段

进入更年期有哪些变化

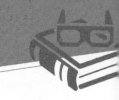

外在的变化

颜面部皮肤的变化是更年期出现衰老的象征。颜面部首先出现皱纹的是额部，然后慢慢出现在眼角、耳部、嘴角。额部皱纹在30~40岁开始出现，由浅到细再到深。眼角的周围出现扇状皱纹，就是俗称的"鱼尾纹"。

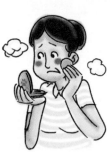

● 逐渐产生的皱纹已无法遮盖

消化器官的变化

年龄的增长，给消化器官带来很大的影响。消化道平滑肌纤维及腺体萎缩，胃黏膜开始变薄，胃腔和结肠开始扩大，消化腺的功能也开始减弱。

心血管的变化

随着年龄的增长，心脏会变得肥大，心内膜会增厚。动脉、静脉、毛细血管也会随着年龄而变化。例如，主动脉因受到高压力的影响，血管弹性成分的数量就会增加，反之，受到高压力影响越小的血管，血管弹性成分也就会越少。

血管壁尤其是中层会出现进行性增厚，血管延长，腔径增大。主动脉和其他动脉的弹性还会减退，动脉血管扩张、延长或屈曲。动脉中层钙化和弹性组织增生，是动脉基本的老年变化。

各种能力呈现衰退的变化

记忆力衰退，动不动就忘记一些事情，经常丢三落四；表达能力减弱，变得唠唠叨叨，一件事情总是一遍又一遍地重复；思维能力的减退，不爱思考，学习一些新知识时感觉自己已经力不从心；想象力减退，变得越来越现实，对于未知事物缺少求知欲；反应能力下降，动作已经没有之前灵活，对一些事情也不再敏感；感觉、味觉、嗅觉都在下降，对好吃的东西感觉淡而无味。

个性及行为的改变

个性的改变

性格变得十分暴躁、易怒，有些女性会表现得孤僻、古怪；有些女性会表现得敏感多疑，对于别人开玩笑的事情会斤斤计较，善于捕风捉影；有些女性容易产生孤独感，尤其是原本性格内向的女性表现得会更加明显；有些女性则容易自卑，觉得处处都比不上别人。

行为的改变

兴趣爱好都减少了，感兴趣的东西越来越少，甚至对于原先感兴趣的东西也失去了兴致，喜欢自己宅在家里，不愿意出去活动。

情绪变化

焦虑心理

常常由于很小的刺激就会引起较大的情绪波动，特别容易生气和产生敌对情绪，精神难以集中，经常处于分散状态，容易杞人忧天。

悲观心理

更年期常出现一些症状，事实上这些症状对机体并没有太大的影响，但是却会对这些症状顾虑重重，稍微不舒服就怀疑自己患上十分严重的疾病，情绪消沉，害怕衰老。

了解更年期与绝经期的区别

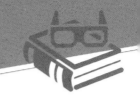

　　很多女性认为，更年期就是绝经期，其实在医学上这是两个完全不同的概念。女性性腺功能从开始衰退到完全消失是更年期的主要内容，而绝经仅仅只是指月经停止。

　　绝经只是更年期的一个明显的标志，并不代表更年期的全部过程。更年期是绝经前期、绝经期、绝经后期三个时期的综合，而绝经期只是更年期中的一个阶段。然而未绝经不等于没有进入更年期，为了使女性重视更年期的疾病，将伴随更年期而来的一些疾病扼杀于摇篮之中，即将面对更年期的女性一定要提高对更年期的重视程度。

课堂讲座

　　在现实生活中，由于卵巢未发育，有个别特殊的女性从来就没有月经，不能分泌雌激素，身体中自然不会出现下丘脑与垂体和卵巢之间的协调过程，像这样的女性就没有更年期，但是这种案例出现的概率很低。

进入更年期有哪些异常症状

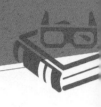

大多数进入更年期的女性可以顺利度过这一时期，但是也有一部分女性随着所出现的更年期症状，诱发或并发一些精神性疾病和身体性疾病，常见的异常症状主要有以下几种类型。

月经异常

月经异常主要表现为经量过多或过少、月经过于频繁或者延长、月经稀发等。月经过多者往往还伴有全身无力、头晕目眩、水肿等症状。当然这些症状会有个体差异，而且随着年龄增长，发生的概率也会有变化。

内分泌异常

女性进入更年期后内分泌会出现异常，主要表现为腰膝酸软、四肢无力、肢体麻木、骨质疏松等症状。如果体内的蛋白质和钙质不足，这些症状就会更加明显。

外生殖器异常

外生殖器异常，一般是因为雌激素水平的降低和卵巢功能的停止，出现外生殖器萎缩、外阴病变、子宫脱垂、性交痛等症状。

泌尿系统异常

泌尿系统异常最常见的症状有夜尿次数增多、尿后滴沥、尿频、尿意不爽或是下尿路梗阻症状。

神经系统异常

步入更年期的女性，很容易表现出抑郁、忧虑、情绪不稳定、容易激动，甚至有些神经质，就好像变了一个人似的。其中失眠是最常见的症状，有些女性一晚只能睡3~4个小时。

心血管异常

心血管异常表现为头晕目眩、心悸、胸闷，还伴有皮肤的潮红、发热，出汗等现象。这些症状最容易在下午、黄昏、夜间、情绪激动时发作。

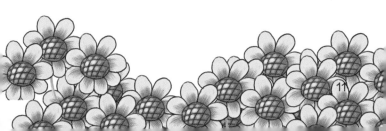

女性更年期综合征解析

临床定义女性更年期综合征

女性由于雌激素水平下降而引起的一系列症状，叫做更年期综合征。在中医理论中，更年期综合征又叫做"经断前后诸症"。女性在绝经前后，由于先天肾气衰竭，任脉和太冲脉虚衰，天癸将竭，会导致肾阴不足、阳失潜藏；或者是肾阳衰竭，或者是机体失衡而出现一系列脏腑功能紊乱的症候。

发生更年期的年龄段

更年期综合征常在45～55岁这个年龄段发生，在月经紊乱的绝经过渡期内开始表现出临床症状。

更年期综合征的症状

由于卵巢功能减退，垂体功能亢进，导致分泌过多的促性腺激素，从而引起自主神经功能紊乱，出现一系列不同程度的症状，例如心悸乏力、抑郁多虑、情绪不稳定等。

更年期综合征的诱因有哪些

更年期综合征的诱发因素主要有以下几个方面：

疾病因素

很多疾病会直接影响女性更年期，导致女性更年期提前或者症状加重，例如失眠、健忘等。很多疾病治疗时使用的药物，会影响女性更年期。

遗传因素

女性步入更年期代表生育年龄的结束。生育年龄和遗传因素有关。遗传是影响女性更年期的因素，如果受到遗传病的影响，可能导致更年期提前。

心理因素

生活、工作、社会的压力，不和谐的家庭关系，一些突发事件等因素也会导致精神紧张、注意力不集中、情绪起伏不定等心理因素，这些也是更年期综合征的诱发因素。

不良习惯

在长期的生活中，人们会形成很多不良习惯，如偏食、挑食、熬夜等，对身心均有很大影响，也会成为更年期综合征的诱发因素。

评定女性更年期综合征问卷

症状	轻（1分）	中（2分）	重（3分）
潮热出汗	小于3次/日	3~9次/日	大于或者等于10次/日
失眠	偶尔	经常，服用安眠药有效	影响正常工作生活
烦躁易怒	偶尔	经常，能克制	经常，不能克制
忧郁多疑	偶尔	经常，能克制	失去生活信念
性交困难	偶尔	性交痛	性欲丧失
关节肌痛	偶尔	经常，不影响生活	功能障碍
眩晕	偶尔	经常，不影响生活	影响正常生活
乏力	偶尔	上四楼困难	影响正常生活
头痛	偶尔	经常，能忍受	需治疗
皮肤感觉异常	偶尔	经常，能忍受	需治疗
泌尿系统症状	偶尔	大于1次/年	大于3次/年
心悸	偶尔	经常，不影响生活	需治疗

说明：1.评分：每项所得的评分之和。
　　　2.分级：大于35分为重度，20~25分为中度，小于20分为轻度。

女性更年期如何避孕

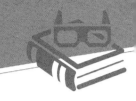

更年期有哪些避孕方法

常规避孕方式

◎口服避孕药对中年女性十分有益，这种方式操作简单方便，安全性较高，还能调节经期。但是此类避孕药中含有大剂量雌性激素，往往超出更年期女性的需求量，因此不适宜更年期女性使用。

◎打针避孕会对身体造成伤害，同样不适用更年期女性。

适合更年期女性的避孕方式

◎避孕套避孕。使用避孕套避孕，避孕的效果较好。更年期女性在使用避孕套时，可在阴道口涂些避孕药膏，以润滑阴道口，防止干涩。

◎宫内避孕装置。有过生育经验的女性使用这种方式，避孕装置不会轻易脱落，而且引发盆腔炎的概率也非常小。

◎外用避孕药。如使用避孕栓，其可在体温条件下融化。性交前5分钟将其放入阴道内即可。

专题1 了解更年期"激素补充疗法"

什么是激素补充疗法

一般更年期激素补充疗法可以分为两类：一类是周期性疗法，一类是连续性疗法。

周期性疗法

周期性疗法就是每天吃雌激素，周期性使用黄体酮两个星期左右，让女性的月经处于正常周期。黄体酮一旦停用，子宫就会出血，这就是所谓的"人工月经"。

连续性疗法

连续性疗法就是每天使用黄体酮和雌激素，以制止更年期症状的出现。如果女性不希望看到人工月经可以减少黄体酮的量。建议绝经的女性可以使用连续性疗法。

采用激素补充治疗的作用

1. 治疗、缓解更年期出现的潮红、盗汗、失眠、心悸等症状。

2. 降低视网膜退化的发生率，对改善眼睛干燥综合征有很好的疗效。

3. 预防尿道萎缩、尿频、尿失禁或者尿道感染。

4. 预防阴道萎缩、干涩，避免性交痛带来的困扰。

5. 增加股骨密度、椎骨密度，缓解骨质疏松，降低骨折发生的危险。

6. 大大降低心脏血管疾病的死亡率和致残率。

7. 降低患阿尔茨海默病（老年痴呆症）的危险性。

8. 降低结肠癌的危险性。

适宜激素补充疗法的更年期女性有哪些

大多数更年期女性，特别是有明显更年期症状的女性，接近绝经的时间或已经绝经10年之内的更年期女性都可以考虑使用激素补充治疗法。符合这些条件的女性有：

1. 进行过人工绝经或者卵巢早衰的女性。

2. 与雌激素水平下降有直接关系的泌尿系统炎症和阴道炎症，经过一般抗感染治疗之后收效不大的女性。

3. 更年期综合征的症状表现得比较严重，经过一般治疗收效不大的女性。

4. 绝经后迅速衰老，脂质代谢出现障碍，例如，高脂血症和骨质疏松明显的女性。

不宜用激素补充疗法的更年期女性

随着更年期知识的普及，激素补充疗法已被越来越多的女性接受。据调查，一些女性已经开始运用激素补充疗法预防更年期骨质疏松、降低心脑血管疾病风险等。但有以下情况的女性，不宜采用激素治疗：

1. 不明原因的生殖道异常出血。

2. 已知或可疑乳腺癌。

3. 已知或可疑性激素依赖性癌前病变或恶性肿瘤。

4. 目前或既往有肝脏肿瘤（良性或恶性）。

5. 严重肝脏疾患。

6. 未治疗的子宫内膜增生。

7. 急性肝病，或者曾有肝病史且目前肝功能尚未恢复正常。

8. 卟啉病。

9. 严重肾功能不全或急性肾衰。

10. 急性动脉血栓栓塞（如心肌梗死和中风）。

11. 活动性深静脉血栓，血栓栓塞性疾病，或有发生这些疾病的病史记录。

12. 严重的高甘油三酯血症。

13. 妊娠期或哺乳期。

14. 已知对药品中的活性成分或赋形剂过敏。

常用于更年期的激素类药物

雌激素分天然型和人工合成型两种。

◎**天然雌激素：**结合雌激素（倍美力）、雌二醇、雌三醇、戊酸雌二醇。

◎**人工合成雌激素：**尼尔雌醇、维尼安、炔雌醇、己烯雌酚。

孕激素也分天然型和人工合成型两种。

◎**天然型：**黄体酮。

◎**人工合成型：**左旋18—甲基炔诺酮、炔诺酮（妇康片）、醋酸环丙孕酮、醋酸甲地孕酮（妇宁片）、醋酸甲羟孕酮（安宫黄体酮）等。

雄激素按结构也分为天然型和合成型两类。

◎**天然型：**睾酮、雄烯二酮、双氢睾酮、去氢睾酮。

◎**合成型：**甲基睾酮片。

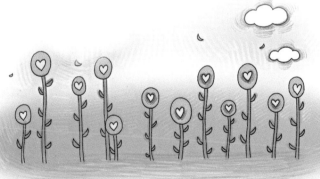

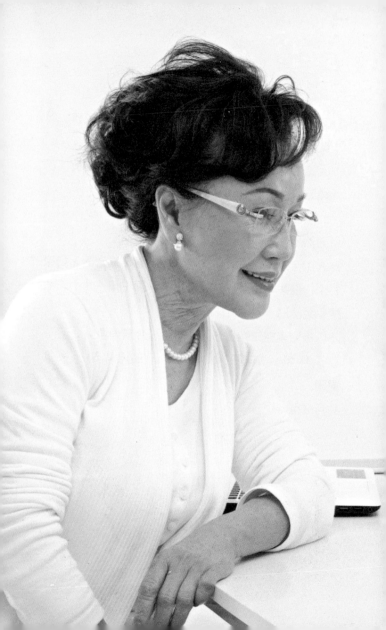

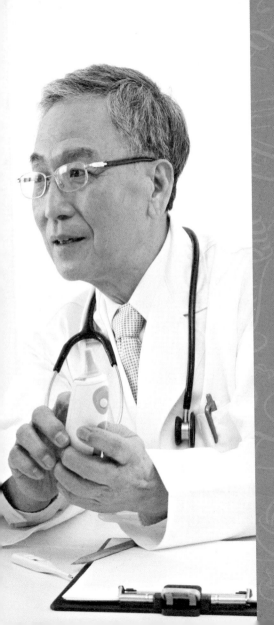

第二章

注意细节，提高更年期生活质量

日常生活保健细节

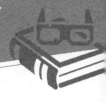

更年期女性要建立良好的睡眠习惯

早睡早起的习惯，会使人精力旺盛，是正常学习和工作的保证。作息、睡眠的规律对更年期女性尤为重要，不仅有益身心，还能预防衰老。

地球就是一个大磁场，磁场对人体的影响是通过人体中水分子和含铁的化合物产生的。所以人体睡眠的方向与地球的磁力线保持平行的时候，受到磁场的干扰最小，反之，则会影响睡眠质量。那么更年期女性应如何掌控好睡眠的时间与质量呢？

睡眠时间的长短，应以消除疲劳为主。一般情况下，更年期女性的睡眠时间以8小时为佳，如果时间太长，会影响活动的时间，人体的功能减弱，容易引起各种疾病。研究表明，每天睡10小时的人群比每天睡7小时的人群更容易患突发性心脏病或者脑卒中。长时间的睡眠不足也会使人提前衰老，例如，过早的肌肉松弛、眼睑无力、脱发，等等。

更年期女性睡眠禁忌早知道

睡前激动

　　人的喜怒哀乐等情绪都容易使神经中枢兴奋或者紊乱，因此，睡前的大喜大悲都会使人难以入睡，最终造成失眠。这时候有一个方法可以帮你尽快进入睡眠状态：取仰卧姿势，双手放在脐上，舌舔下腭，全身放松，当口中生津时，不断将津液咽下，几分钟后便可进入梦乡。

睡前用脑

　　如果必须在晚上工作和学习，最好先做比较费脑筋的事，然后做轻松简单的事。否则，脑子整夜会处于兴奋状态，就容易失眠。

睡前进食

　　如果临睡前吃东西，胃肠、肝、脾等器官就必须加班工作，不仅使它们得不到休息，也使大脑皮层主管消化系统的功能区彻夜奋战，使人在入睡后可能做噩梦。

睡前说话

　　人在说话时，脑子一般处于十分兴奋的状态，因此睡前说太多话，严重影响睡眠。

对灯而睡

对灯而睡的话，灯光会扰乱人体内的平衡系统。因为人睡着的时候，眼睛仍能感觉到光亮，致使人的血压、心跳、体温变得不协调，从而使人感到心神不安，不易入睡。

仰面而睡

睡觉如果采用仰卧位会使全身骨骼、肌肉处于紧张状态，不利于消除疲劳。睡觉时最好采用右侧卧的姿势，这样会使全身骨骼、肌肉都处于自然放松状态，容易入睡。

创造一个舒适的生活环境

生活环境的好坏与人的身心健康密切相关，更别说处于更年期的女性了。优美、舒适的生活环境抵得过万千良方。

更年期的女性的内心极其敏感，生活中任何微小的变化都能引起情绪的变化，只是个体的不同，反映的方式和程度不同而已。

明亮、整洁、舒适的生活环境会使人心情舒畅，精神倍增；阴暗、潮湿、杂乱的生活环境会使人心烦意乱。所以处于更年期的女性，要注重创造优美适宜的生活环境。居室的布局要合理、便捷生活；光线要适宜；所有家具以及装饰的色调应该柔和、温馨，这样会使人的心情、情绪变得平静、安宁。室内最好装饰一些自己喜欢的鲜花，使人赏心悦目，调节不良情绪。

居室内装饰摆设要有章法，最好避免多余的摆设，否则会使人有压迫感；同时要注意房间不要使用红、黑等厚重的颜色，还有刺眼的光线，以避免诱发人的兴奋性。

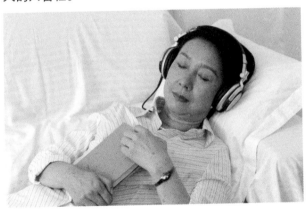

更年期女性该如何护理皮肤

更年期护理皮肤尤为重要。如果这个时期护理好皮肤，会使人显得年轻好几岁。

更年期皮肤的护理要点主要有以下几个方面：

◎偷懒行为是更年期女性的大忌。培养自己早睡早起的习惯，每天能够有固定的时间进行体育锻炼。例如，有氧体操、散步、慢跑、打太极拳、练气功、游泳等，同时可以进行面部的按摩，从而促进血液循环，使容颜保持红润。

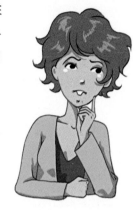

平时注意选择适当的化妆用品和皮肤保养品，以达到真正补充皮肤营养和水分的目的。

◎足够的睡眠与和谐的夫妻生活是更年期皮肤保养不可缺少的一个方面。更年期护理皮肤很重要，但更重要的是精神的调理。保持愉悦的心情，对人的身心健康和皮肤保健有着不可忽视的作用。一个人精神与情绪是否稳定，不但影响内分泌系统的营养代谢，还影响全身皮肤的营养代谢。所以，在更年期修身养性就变得尤为重要了。

◎更年期护理皮肤应从饮食做起。吃得正确、吃得健康对美容十分有帮助。随着年龄的增长，人体的胃肠功能就会逐渐减弱，消化功能大大下降。所以，饮食科学调配可以保证各种营养的均衡。适当减少高脂肪、高蛋白的肉类酸性食物的摄入，适量增加新鲜瓜果蔬菜、菌藻类等天然碱性食物，还要注意补充一些粗粮、豆制品等，以补充机体所需的各种微量元素，保持皮肤的水润和弹性。

更年期女性适当补充维生素E

维生素E与心血管疾病

大量摄取维生素E可降低动脉粥样硬化的发病率，这可能与维生素E能阻碍动脉内皮细胞的"泡沫化"及平衡内皮细胞胆固醇代谢有关。

维生素E与肝脏

维生素E是肝细胞生长的保护因素之一。美国学者们研究发现，肝细胞死亡的最终表现之一就是肝细胞中维生素E的耗竭，它的作用机制与钙离子不相同，是利用自身细胞上存在的形式来发挥对细胞因子的保护作用。维生素E可以缓解多种急性肝损伤，对慢性肝纤维化有延缓作用。

维生素E与免疫功能

维生素E的缺乏对人类或动物的免疫功能有十分重大的影响，如导致体液免疫功能降低，细胞免疫功能也会间接受到影响。

维生素E与抗自由基

自由基是存在于化学反应中的活泼基因,对人体正常生理代谢具有重要的作用。如果自由基超过一定量,就会引起自由基的链式反应,使不饱和脂肪酸的脂质过氧化,产生大量的脂质过氧化物,对细胞膜和细胞内的大分子蛋白质与核酸造成损伤,从而对机体造成损伤。

维生素E属于苯并二氢吡喃衍生物的一种,在其苯环上有一个活泼的羟基,这个羟基具有还原性;其次在五碳环上有一个饱和的侧链,这两个因素决定了维生素E具有较强的还原性和亲脂性。当自由基进入脂相,发生链式反应时,维生素E就会锁住自由基。这就是为什么维生素E对抗自由基脂质过氧化作用的效率高的原因。因此维生素E可以可作用于由自由基损伤所导致的各种疾病,例如,更年期障碍、习惯性流产、先兆流产、不孕症及进行性肌营养不良症等。

维生素E与抗衰老

关于维生素E与抗衰老的研究已经有几十年了,目前专家们的说法都不相同。最后大家达成共识,维生素E对群体衰老的最长寿命不会有太大的作用,但可以延长平均寿命,所以维生素E的抗衰老作用是一种保健作用。

维生素E有避免性功能衰退和延缓衰老的作用。由于维生素E是抗氧化剂，可以阻止自由基对血管壁的损害，因此就具有预防动脉粥样硬化、冠心病的作用。

芝麻、谷胚、坚果、蛋黄、鸡肉、花生、植物油中都含有丰富的维生素E。中年人每天吃1个鸡蛋，绝对利多于弊。大量的维生素E可以增强皮肤结缔组织的耐力，促进血液循环及保持皮肤弹性，尤其适合更年期女性。

小麦胚芽油含有丰富的维生素E，可减少受伤或者手术所造成的瘢痕，还可以消除长青春痘之后脸上留下的痕迹。小麦胚芽油对黑斑、干性皮肤有一定改善作用，除此之外，还具有增强免疫系统功能，提高生育能力，延缓衰老，预防心肌梗死、冠心病、肺气肿等多种功效。

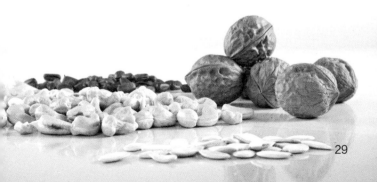

女性更年期更要注意体检

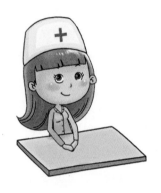

女性更年期在生理上会发生一系列变化，某些疾病的发病率也明显高于青年时期。尤其是绝经期过后的女性，除生殖系统发生变化外，消化系统、泌尿系统、骨骼系统、心血管系统、神经系统等都会随之发生变化，相关疾病的发病率也会提高。有些女性由于雌激素水平下降过快，其症状表现得还比较明显。糖尿病、冠心病和一些恶性肿瘤，在这个年龄阶段发病率相对较高。因此，不要因为女性处于更年期，就把一些器质性疾病的先兆和症状，用更年期综合征来解释。因此，更年期定期体检就显得尤为重要。

　　更年期女性每半年最好去医院作一次全身检查。一般检查的项目是身高、体重、视力、听力，等等。测量血压、血糖、血脂，以了解有无高血压、糖尿病和高血脂。五官科、内科、外科、神经科要作为重点进行全面检查，其他检查还有：

◎直肠诊查、乳腺检查等，检查乳房是否有异常肿块，了解有无宫颈异常，进行阴道涂片。

◎辅助检查包括：心电图、肝脾超声波以及X线胸片等。

有腹部异常包块和阴道不规则流血者更应引起重视，并及时就诊，必要时可作子宫内膜病理切片检查。

◎血、大小便常规，血沉，大便潜血。

◎血液生化测定方面包括血脂全套，肝、肾功能以及血糖的检查等。

如果有特殊情况，还可以根据实际病情需要临时增加检查项目。

子宫切除的女性也需做妇科检查

许多已做了子宫切除的女性有这样一种误解，那就是既然子宫已经切除就无须再做妇科检查了，其实这种想法是十分错误的。

女性生殖器官由卵巢、子宫、输卵管、阴道和外阴组成，这些部位均可能发生妇科良性和恶性疾病。

需要进行子宫切除的疾病有多种，如子宫肌瘤、子宫内膜癌、功能性子宫出血、子宫脱垂等。子宫切除可根据患者的病种、年龄选择适当的手术方式进行次全子宫切除或全子宫切除，因此子宫切除后的情况也各不相同。全子宫切除后子宫颈还存在，这样的女性有发生子宫颈癌、宫颈部位子宫肌瘤的可能。不论次全子宫切除还是全子宫切除，卵巢、输卵管、阴道和外阴依然存在，患病的概率很高，仍有发生严重妇科疾病的可能。

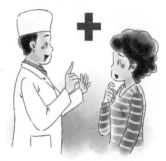

● 医生提醒，更年期女性更要重视体检。

卵巢肿瘤在妇科病中最常见，任何年龄都可发生，45岁之前良性较多，45岁以后恶性较多。无论哪一种，定期妇科检查都可早期诊断。阴道癌、输卵管癌、老年性阴道炎等疾病十分危害妇女健康，这些疾病都有可能在妇科普查中提早发现。所以，子宫切除的女性进行妇科检查就变得尤为重要了。

更年期一样可以很"性福"

对于更年期发生的种种生理和心理不适，很多女性消极地认为，她们丧失了生育能力，也就丧失了性能力，因此对性生活的态度就变得十分冷漠，甚至开始拒绝性生活。而且步入更年期的女性，由于激素水平降低，阴道分泌润滑液的减少，会使阴道壁干燥，性生活时容易出现疼痛，从而导致了她们性生活次数的减少或者厌恶性生活。

其实，如果注意以下几个方面，更年期也可以很"性福"。

◎**更加注重性生活的质量。**对于中年的夫妻来说，高质量的性生活与凭借次数取胜的性生活相比更加美好。如果想体验身、心都十分满足的性生活，夫妻二人就要注重提高性生活的质量，而不只是单纯次数的增加。

◎**坦然接受润滑剂等辅助"工具"。**绝经后，阴道会变得干涩，此时使用润滑剂可以帮助你拥有更舒服和健康的性生活。

◎**注重夫妻二人的配合。**进入中年，性节奏就会由快变慢，需要更久才会达到性生活的顶点。所以，丈夫的性节奏与妻子的性节奏需保持统一步调，日常要注意性生活方面问题的沟通，这样才能真正提高性生活质量。

◎**感受很重要。**进入更年期，两性之间更需要亲吻和温存的话语来促进性生活的和谐。婚姻和性学专家也发现，如果中年朋友在性生活的准备阶段把注意力更多地放在美好的感受上，那么性生活质量就能够明显改善。

更年期自我保健"十要素"

1. 每年有规律地进行全身检查。40岁以上的女性建议每半年作一次全身检查。

2. 不要对医生隐瞒自己的病情，把绝经症状坦白地告诉医生。

3. 补钙刻不容缓，遵医嘱服用钙片以及食用含钙高的食物。

4. 要吃得健康，多吃营养丰富的食品，少吃脂肪含量较高的食品。

5. 有烟、酒、咖啡瘾的人最好戒掉。

6. 对于发福的身体最好有危机意识，不要让自己的体重超标，也不能刻意减肥。

7. 最好每天有固定的时间放松神经，使自己身心愉悦。

8. 经常进行适量的体育锻炼，运动不必强求，一定要适合自己。

9. 不妨替自己找些新事情来做，如参加义务工作等，使生活更加充实。

10. 对人生要有乐观积极的态度，保持心态平和。

更年期女性
一日三餐

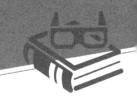

适宜更年期吃的食物

多吃鱼，少吃肉

女性进入更年期后消化功能会减退，这时候的饮食宜清淡，摄取高脂肪食物和糖类的量要大大减少。少吃肉类，尤其是少吃肥肉，多吃鱼类。

多吃新鲜蔬菜、水果与豆制品

更年期女性应摄取富含B族维生素的食品，如麦片、燕麦、玉米等五谷杂粮是不错的选择，绿叶蔬菜也含有丰富的B族维生素。如洋葱、蒜等，不但富含B族维生素，还含矿物质，有良好的降脂作用。新鲜蔬菜、豆制品等维生素含量高、胆固醇含量少的食物应多吃，水果中的猕猴桃、苹果、菠萝尤其可以多多食用。

适量吃芝麻、甘薯

女性在更年期糖代谢、脂肪代谢往往会发生紊乱，血糖、血脂特别容易升高，体态也有发福的趋势。芝麻中所含的亚油酸可调节胆固醇，甘薯有宽肠通便的作用，所以这两种食物更年期女性可适当食用。

更年期所需的营养有哪些

更年期的营养必须保证和满足所有活动的能量，但是要限制动物性食品，减少食物中胆固醇以及饱和脂肪酸的量，保障机体维生素和矿物质的摄入量，维持机体的营养平衡。一般来讲，更年期的女性需要以下营养素：

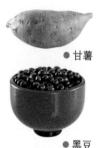

● 甘薯

● 黑豆

◎**碳水化合物**。这类食品占总热量的55%～65%，其中主要以米、面、杂粮、薯类、豆类为宜。一般每日甜食摄入量不超过35～50克。因为糖分过多会引起肥胖，给动脉造成压力，还不利于牙齿的健康。

◎**蛋白质**。这类食品应占总热量的10%～15%，如果摄入量过多的话会对肝、肾等不利。瘦肉、蛋、鱼、禽类等皆可食用，但像动物内脏、蛋黄等胆固醇含量较高的食物应少吃或不吃。建议多摄入奶及奶制品，因为其蛋白质含量丰富，钙质多，可以补钙。

◎**脂肪**。更年期女性应限制脂肪的摄入量。动物性脂肪和高胆固醇食品，肥胖、高血压和心血管疾病患者更应少食，最好采用炖、煮及清蒸的方法制作。建议多摄入植物性脂肪，如葵花子油、玉米油、豆油、花生油等都是不错的选择，不仅可以降低血液中胆固醇的浓度，而且还富含不饱和脂肪酸、维生素等。

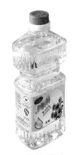
● 葵花子油

◎ **维生素**。维生素是人体生命活动必需的有机化合物，它们的作用至关重要。

维生素A能维持呼吸道、消化道、尿道、皮肤和腺体上皮细胞的功能。缺乏维生素A，易导致皮肤干燥、脱屑，眼角膜软化、溃疡，甚至失明或夜盲症。

维生素D能促进钙、磷的吸收和利用，防止骨质疏松。富含维生素D的食物有动物肝脏、鱼肝油、海鱼、牛奶等。

维生素B_1对体内碳水化合物的代谢起重要作用。各种粗粮、豆类、谷类及花生中富含维生素B_1。

维生素C的缺乏会直接影响毛细血管壁的通透性、组织和细胞的修复和再生、脂质的代谢及机体解毒功能。

维生素E能延长细胞寿命，提高机体免疫力，防止感染，增强机体抵抗力，降低胆固醇。

◎ **矿物质**。矿物质是维持细胞正常功能的必需物质，还会影响水液代谢。矿物质存在于水和多种食物中，只要饮食多样化，没有挑食、偏食等习惯，大部分人不会出现矿物质不足的现象。需要注意的是，更年期女性的饮食中应严格控制盐的摄入量，每天食盐量最好不超过6克。如果是糖尿病、高脂血症、高血压、冠心病、动脉粥样硬化患者更应该严格控制盐的摄入量。

更年期一定要吃对一日三餐

步入更年期之后，由于机体内分泌调节功能的减退，会出现胃肠功能紊乱、消化不良、便秘等疾病。所以，三餐的合理搭配很重要。

早餐吃好

早餐吃得好的人，整个上午人体的血糖水平均保持在正常水平，会让人精力充沛，工作效率高。营养专家表明，长期不吃早餐或者对早餐不够重视的人，胃炎、胃溃疡、胃癌的发病率较高。合理早餐供应热量应占全天的25%～30%。

中餐吃饱

中餐吃饱不仅符合人们的生理需求，也符合中国人的生活习惯。合理的午餐热量应占全天的30%～40%。

晚餐吃少

晚餐如果吃得太饱、太丰盛的话，机体的很多器官无法正常"下班"，而进行食物的消化吸收和处理，这很容易影响睡眠，并容易肥胖，产生疾病。晚餐热量应占全天的25%左右。

三餐要根据饮食习惯，在烹调上有所讲究，最好做到粗细有别、干稀搭配、荤素适宜等，尽量做到保证营养，促进食欲。

更年期宜喝牛奶

对于更年期女性来说，牛奶是十分适合的饮品和补钙食物。牛奶的钙含量高达100~120mg/100g。由于钙质是以螯合的形式存在，乳源钙具有良好的溶解度和游离度，十分利于消化和吸收，人体对这种钙源的吸收率可以达到30%以上。乳源钙与植物异黄酮或维生素D共同作用，就可以进一步改善中老年女性对乳源钙的利用和转换，促进钙在骨骼中的积累与促进骨的形成。

50岁以上人群钙的适宜摄入量为1000mg/天，更年期女性可通过喝牛奶或者食用一定数量的奶制品来补充。如食用奶酪、奶昔以及其他含奶的糕点和饮品，就可从中获取足量的优质钙。

饮用牛奶是一种十分方便、安全的补钙方式。长期坚持喝奶，可以为人体提供优质的、丰富的钙来源，从而缓解更年期女性由骨质疏松引起的骨痛、骨密度下降和骨折等一系列问题；同时为减缓骨钙丢失、维持适宜的骨量提供物质基础。

　　牛奶中还含有丰富的优质蛋白质，其氨基酸的组成很合理，赖氨酸的含量很高，与谷类食品可以形成良好的互补作用。所以更年期女性日常还可以用牛奶和一些谷类食品熬粥食用。

　　此外，牛奶中含有可以助人安眠的物质。更年期女性在被失眠困扰时，不妨在睡前半小时喝上一杯热牛奶，从而可以更快地进入睡眠状态。

更年期多补充豆类及豆制品

　　豆类在中国的饮食中占有很重要的地位。

　　豆类包括黄豆、绿豆、黑豆、豌豆、蚕豆等多个品种，其中尤其是黄豆的营养价值最高。豆类富含蛋白质，而且蛋白质的氨基酸组成与动物性蛋白质很类似，全部是优质蛋白质；富含植

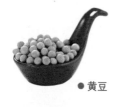
● 黄豆

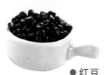
● 红豆

物油脂，不饱和脂肪酸含量较高；同时也富含B族维生素；还含有钙、磷、铁等无机盐。豆类营养不仅丰富，营养成分也容易消化、吸收。

豆浆、豆腐、豆芽菜等的营养价值也很高。它们比豆本身更容易消化吸收。就拿豆腐来说，它是食药兼备的食材，含有人体必需的8种氨基酸，还有动物性食物所缺乏的不饱和脂肪酸、卵磷脂等营养素。所以，常吃豆腐可以保护肝脏、促进机体代谢、增加免疫力，并且还有解毒作用。

豆浆对更年期女性有什么优势

很多女性十分喜欢喝豆浆，是因为豆浆有得天独厚的优势。

◎黄豆中的维生素B_2有助于维持皮肤和头发的健康，维生素E有抗氧化作用，可延缓衰老。

◎喝豆浆能促进胃肠道中有益细菌的生长，对促进消化大有好处，还可以预防直肠癌。

◎多喝豆浆能预防骨质疏松。有些女性对豆制品心存疑虑，主要是因为黄豆含有丰富的黄豆异黄酮，这是一种雌激素的类似物。其实，黄豆异黄酮是植物雌激素，日常生活中的黄豆食用量不会对身体造成什么害处，大可不必担心。

更年期宜吃的水果

◎**核桃**。核桃有"长寿果"的美称，对身体的补益作用很强。由于它具有通润血脉、温肺润肠、补肾固精、补气养血等功效，所以是更年期养生的不二选择。

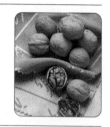

◎**柑橘**。柑橘味道酸甜，还有行气宽胸的功效。橘络可以通络化痰、理气消滞，对于更年期出现的烦躁情绪有很好的缓解作用。

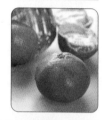

◎**山楂**。山楂可以顺气活血、促进消化，还能减肥消脂。山楂无论生吃、熟吃、熬制、烹调都可以，只是食用要适量，胃酸过多的更年期女性最好慎用。

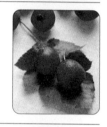

◎**猕猴桃**。猕猴桃中含有丰富的钙、镁及维生素C，有助于神经传导物质的合成与传递。猕猴桃可以提高睡眠品质，对于更年期失眠有很好的辅助疗效，但睡前不宜多食。

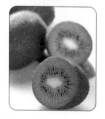

◎荔枝。荔枝被古人推崇为水果中的佳品。它可以生津、补气，是更年期推荐水果中的滋补果品。

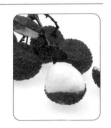

◎桂圆。桂圆具有开胃益脾、补虚长智的功效，对于更年期贫血、失眠、健忘、手脚冰冷等有很好的缓解作用。

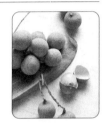

◎红枣。红枣含有蛋白质、糖、维生素C、钙、磷、铁等有益的营养成分，具有补脾安神的作用。晚餐后食用大枣加水的煎汁能促进快速入眠。

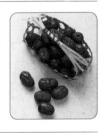

◎香蕉。香蕉中含有维生素B_6，是一种能让人远离忧郁的维生素。更年期女性多吃香蕉，能缓解抑郁症状，并且促进睡眠。

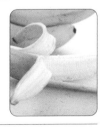

注意心理保健的细节

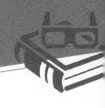

更年期要修炼7种健康心态

女性进入更年期，往往会受到很多不良情绪的困扰，如焦虑、烦躁、抑郁等，此时最好能修炼以下7种心态。

放宽内心

生活中不要太过于斤斤计较，退一步海阔天空。无关乎原则的小事，大可睁一只眼闭一只眼，心宽则体健。

忘记烦恼

忘记就是自我解脱，善于忘记一切烦恼忧郁。任何事情都不是以个人意志为转移的，何必耿耿于怀，学会忘记不愉快的事情，就是寻找快乐的开始。

积极向善

与人为善，怀有一颗善心，周围的世界就是美好的。为人处世，善良是最难能可贵的，心怀坦荡，自然就豁然开朗，身心健康。

饱有热情

予人玫瑰，手有余香。一个乐善好施的人，必定是真诚、无私的人，也会得到别人的肯定与称赞。能时时刻刻感受到自我存在价值的人怎么会不开心呢？

修养身心

紧张的生活和工作中，学会忙里偷闲、修养身心，保持一颗平静的心。戒浮戒躁，守住清静，如果精神能保持安定，自然而然就会健康长寿，对疾病的康复也有帮助。

保持童心

俗话说"相由心生，相从心灭"，人们无法做到永葆青春，但是人的心态却可以。在经历生活的洗礼后仍然保持一颗童心，是最难能可贵的。

发现快乐

生活中不如意的事情太多，何必让自己的生活臣服于这些消极的情绪之下。一颗快乐的心足以打败所有的困难与艰辛。快乐的心是健康的保证。

注意保持心理平衡

　　人类很多的疾病与心理的压抑有直接的关系。联合国国际劳动组织发表的一份调查报告声明，"心理压抑是最严重的健康问题之一"。如何拒绝心理压抑，保持生活中的心理平衡，是人们共同关心的问题。美国心理卫生学会提出了心理平衡的10条要诀，值得我们借鉴。

　　◎学会知足常乐。学会从容面对荣与辱、得与失，懂得人生中很多事情并不是以个人意志为转移的，学会淡泊名利，做到心理平衡，保持乐观的态度。

　　◎对自己宽容一些。每个人都有愿望和理想，有些人把自己的理想定得很大，根本实现不了，于是整日郁郁寡欢，其实是自寻烦恼；有些人对自己要求严格，有时近乎苛刻，往往因为小小的错误而后悔不已，结果还是自己受害。所以，最好把目标与自己的实际能力相对应。懂得欣赏自己，心情自然就会舒畅。

　　◎随时保持喜悦心。生活中要懂得随时保持喜悦心，这样可以舒缓工作压力，调节紧张的情绪，还能增长新的知识和乐趣。

　　◎对亲朋好友期望不要太高。父母望子成龙、望女成凤，妻子盼望丈夫飞黄腾达，这是很平常的事情。当对方达不到自己的期望时，便会大失所望。其实要明白，每个人都有自己的生活轨迹，何必要求别人按照自己的轨迹来生活呢？

◎**助人为乐**。助人是快乐之本，帮助别人不仅可使自己感到精神满足，还可以体现自己存在的价值。

◎**不要处处与人争斗**。处处与人争斗就会使自己经常处于紧张状态。其实人与人之间应和谐相处，只要你尊重别人，别人也同样会尊重你。

◎**懂得谦让**。在面对工作和生活中的一些问题时，非原则性问题无需过分坚持，只要大前提不受影响，退一步海阔天空，就会减少剑拔弩张的情况。

◎**躲避困境**。在现实生活中，人不可能一帆风顺，受到挫折时，应该学会将烦恼放下，去做有意义的事，待心境平和，再重新面对自己的困境，思考解决的办法。

◎**对人表示善意**。生活中被人排斥常常是因为别人有戒心。如果在适当的时候表达自己的善意，诚挚地谈谈友情，伸出友谊之手，朋友自然就会多。隔阂减少，心境自然会变得平静。

◎**向人倾诉自己的困扰**。生活中不如意的事往往十之八九，把所有的烦恼关在心里，只会使人的悲观情绪加倍，对身心健康无益。学会将自己内心的烦恼向家人或知己好友倾诉，心情就会好很多。

◎**咸菜、豆腐乳。**过咸的食物会影响人体水盐的代谢，造成代谢紊乱，引发严重的水肿，而且使血容量增加，从而加重心脏负担，容易诱发心绞痛。

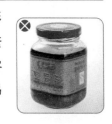

◎**酒类。**大量酗酒可以助热化火，化燥伤阴，加重更年期不适，尤其会使易怒、心悸、干燥综合征等症状明显加重。

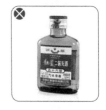

◎**烟。**吸烟可加速骨质的流失，从而加快骨质疏松的发生；吸烟能加速动脉粥样硬化和高血压的形成，加重更年期心血管系统的并发症。

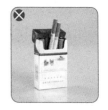

◎丁香。丁香是调味品的一种，吃多或者吃久了容易助热上火耗阴。更年期女性大多内火偏旺，所以最好忌吃丁香之类的调味品。

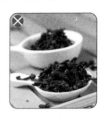

◎肥肉、蛋糕、糖果。更年期女性如果摄入的糖类和脂肪类食品过多，就会使血糖和尿糖进一步升高，加重更年期肥胖，增加心脏负担，影响心脏功能，不利于身体健康。

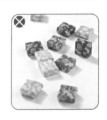

◎桂皮。桂皮是一种药食两用的调味品。桂皮味辛甘，性大热助火，功能益火温阳、香燥伤阴、辛散动血，不适合更年期女性食用。

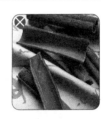

◎爆米花。爆米花是香燥伤阴的食物，更年期女性如果阴虚火旺，应该忌吃。爆玉米花、爆鸡米花，均属于更年期女性忌吃的食品。

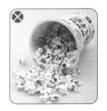

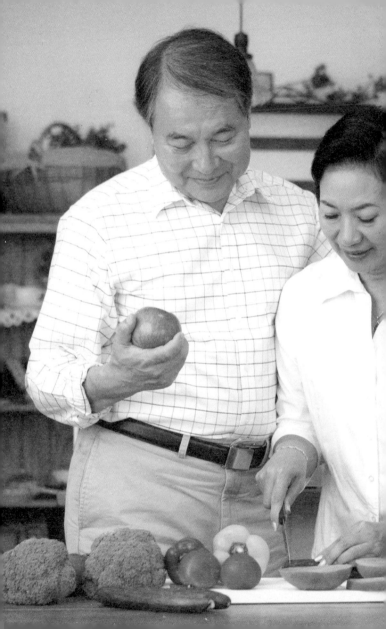

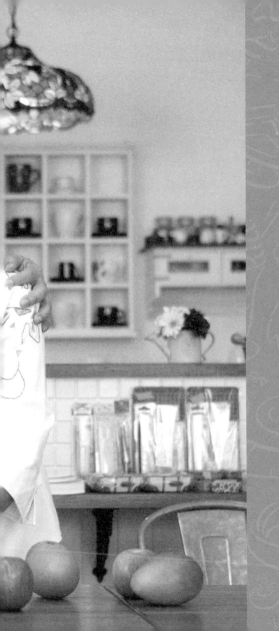

第三章

日常调理，赶走更年期不适

失眠

我姓赵，今年46岁，是一名教师。最近一段时间我感觉特别困，可一躺到床上，就没有睡意了。只要一睡觉，我就害怕自己睡不着，结果失眠症状变得越来越严重，有时眼睁着到天亮。白天头疼、脑涨，工作效率下降，还受到领导的批评。这样的状态已经持续很长时间了，以前认为失眠自己调整过来就行了，没想到却越来越严重。

医师解析

像赵女士这样的情况，是由于更年期卵巢雌激素分泌逐渐减少而垂体促性腺激素增多造成神经内分泌的一时性失调，从而使更年期女性产生抑郁、焦虑等情绪，这些是更年期女性失眠的主要原因。赵女士现在的情况首先是不要给自己太多的消极心理暗示，调整好心态，就会逐渐康复。

饮食叮咛

阴虚火旺型失眠患者宜吃黄花菜、海带等食物；心脾两虚型失眠患者宜吃桂圆、莲子、猪心等食物。

莲 子

|性味归经| 性平，味甘、涩，归心、脾、肾经。

|推荐理由| 莲子是常见的滋补品，有很好的滋补作用。莲子心味道极苦，却有显著的强心作用，能扩张外周血管，降低血压，还能祛心火，并有助于睡眠。

牛 奶

|性味归经| 性偏凉，味甘，归肺、脾、胃经。

|推荐理由| 牛奶中的色氨酸在人体中可转换成影响情绪及睡眠的5-羟色胺与褪黑激素，能安神助眠。

灵 芝

|性味归经| 性平，味甘，归心、肺、肝、肾经。

|推荐理由| 灵芝具备很高的药用价值，对于增强人体免疫力，控制血压，调节血糖，促进睡眠等均有很好的疗效。

菠菜牛奶粥

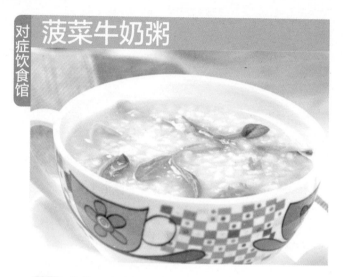

材料 菠菜、大米各200克，牛奶600毫升，葱适量。

调料 盐适量。

做法

① 首先把大米淘洗干净，放入清水中浸泡1小时，捞出沥干水分；菠菜择坏叶，洗净后取叶、去杆；葱洗净，切成末放在盘中备用。

② 锅内放油烧热，当油温八成热时，放入切好的葱末爆炒，出香味后加入适量清水，放入浸泡好的大米，用大火煮沸后改为小火熬煮。

③ 当煮至米烂粥稠时，放入菠菜叶，加入适量的盐，倒入牛奶搅拌均匀，再次煮沸后即可盛出食用。

银丝莲子

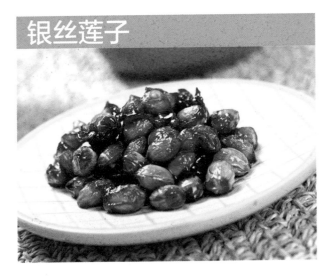

材料 莲子300克。

调料 白糖、面粉、干淀粉各适量。

做法

① 将莲子泡发洗净，均匀地裹上一层面粉与干淀粉。

② 油锅烧至五成热左右，下入莲子炸至金黄色，捞出，沥干油。

③ 锅中加入白糖和适量水，浇开，熬至浅黄色，下入莲子，炒至莲子均匀地裹上一层糖汁即可。

> **厨房宝典** 为了方便餐后洗盘子，可在盛此菜之前在盘底上抹一层熟油。

莲子薏米粥

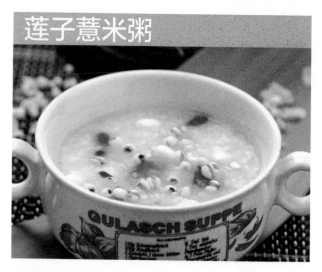

材料 薏米50克，莲子、芡实各30克，桂圆肉、枸杞子各10克。

调料 蜂蜜适量。

做法

① 将莲子、芡实、薏米分别洗净，用清水浸泡30分钟，捞出，沥干水分，备用。

② 将莲子、芡实、薏米、枸杞子与桂圆肉一同放入锅内，加入适量清水。

③ 用大火煮开后改用小火煮至材料烂熟后，加蜂蜜调味即可。

干果滋补豆浆

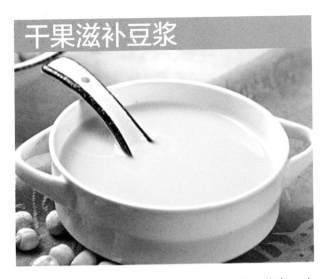

材料 黄豆50克，腰果20克，莲子、栗子、薏米、冰糖各适量。

调料 无。

做法

① 将黄豆、莲子、薏米分别加水泡至软，捞出洗净；腰果洗净，栗子去皮洗净，均泡软；冰糖捣碎。

② 将泡好的黄豆、腰果、莲子、栗子及薏米一同放入全自动豆浆机中。

③ 再加入适量清水煮成豆浆，将豆浆过滤，加入适量冰糖调味即可。

盗汗

　　我姓逯，今年44岁。有时我一觉醒来会发现自己的睡衣已经被汗打湿，而且白天也出汗，但是没有晚上出得多。而且还伴有手脚冰凉、腰膝酸冷的症状。我感觉自己的记忆力也变得不像之前那么好了，经常丢三落四的。每次出汗后都十分疲劳，肤色也变暗了。

医师解析

　　更年期盗汗主要是因为步入更年期的女性，肝肾精血很容易亏虚，再加上脏腑功能的衰退，从而出现盗汗等症状。盗汗与正常出汗的最大区别是，盗汗是在入睡后出汗。

　　盗汗多是因为阴虚内热，最好用中药调养，如熟地黄可以益精填髓；生地黄可以养阴生津；麦冬可以润肺清心；五味子具有收敛止汗、补肾宁心等功效。四药配合可以补益心肾、养阴敛汗，能很好地缓解盗汗等症状。但是，这些都是中药，用量和用法还是要先咨询医生，做到科学用药。

糯 米

|性味归经| 性温，味甘，归脾、胃、肺经。

|推荐理由| 糯米是一种温和的滋补品，可以健脾胃。糯米具有补中益气、补气固表等功效，可用于气虚自汗、盗汗、口渴唇干、夜尿频多等症的食疗。

蛤 蜊

|性味归经| 性平，味咸，归肺、膀胱经。

|推荐理由| 蛤蜊的营养特点是高蛋白、高微量元素、高铁、高钙、少脂肪，适宜阴虚盗汗者进行食疗。

银 耳

|性味归经| 性平，味甘，归肺、胃经。

|推荐理由| 银耳富含天然植物性胶质，加上它的滋阴作用，不仅适宜阴虚盗汗者食补，长期服用还可以起到润肤的作用。

黑芝麻花生粥

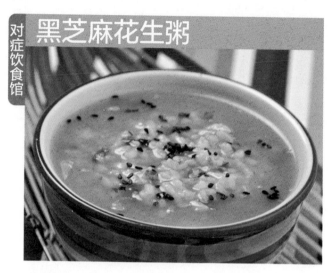

材料 黑芝麻、花生仁各10克，糯米50克。

调料 盐（白糖）适量。

做法

① 将花生仁和黑芝麻洗净，沥干水分，用搅拌机搅成末；糯米淘洗干净备用。

② 锅置火上，倒入适量水煮沸，再放入糯米煮开，改用小火熬成粥，再放入花生仁末和黑芝麻末同煮至黏稠，撒入盐或白糖调味即可。

> **厨房宝典** 花生中含有丰富的维生素A、维生素E、叶酸、钙、镁、锌、铁、膳食纤维和蛋白质等，对更年期女性的身体健康有很大帮助。

乌鸡糯米粥

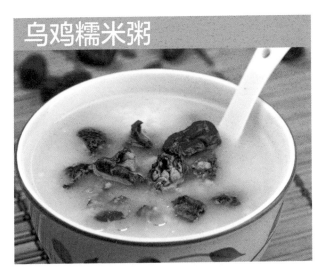

材料 乌鸡、糯米各100克，红枣（干）15克，葱花5克。

调料 鸡汤适量，盐4克，鸡精1克。

做法

① 乌鸡洗净，切小块。

② 红枣用温水浸泡，并洗净。

③ 糯米淘洗干净后用清水浸泡1小时。

④ 锅置火上，放入鸡汤与泡好的糯米，大火煮开后改为小火慢煮。

⑤ 然后放入乌鸡块、红枣，再用大火煮，至再次开锅后改用小火熬至米黏稠，最后调入盐、鸡精即可。

香菇糯米饭

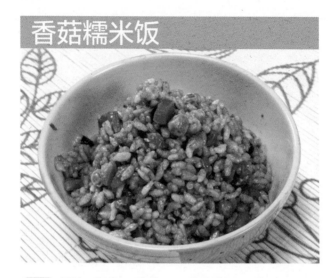

材料 糯米150克，香菇丁、胡萝卜丁、豆干丁、冷冻豌豆各1大匙。

调料 酱油3大匙，白糖1小匙，黑胡椒粉适量。

做法

① 糯米洗净后沥干，用适量水浸泡大约20分钟后覆膜（留孔），入微波炉，以高火烧15分钟，再以中微波5分钟焖煮成糯米饭。

② 将香菇丁、胡萝卜丁、豆干丁、豌豆均放入盘中，淋油、白糖及酱油，覆膜（留孔），入微波炉，以高火烧4分钟爆香。

③ 将糯米饭、做法②中的材料、黑胡椒粉拌匀即可。

鲜菇杂汇

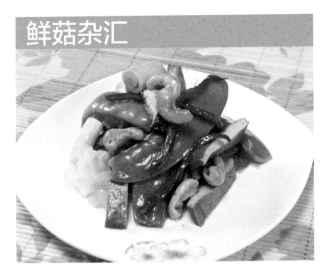

材料 豌豆荚100克, 鲜香菇、豆干、银耳（泡发）各50克, 红椒丝、炸熟的腰果各适量。

调料 盐1小匙, 香油半小匙, 白糖、酱油各适量。

做法

① 香菇洗净, 切条; 豆干洗净, 切粗条。

② 豌豆荚洗净, 撕去老筋, 入沸水中汆烫, 捞出, 沥干; 银耳洗净, 入沸水汆烫后撕成小朵。

③ 油锅烧热, 放入香菇条爆香, 再加入豌豆荚、豆干条、银耳、红椒丝翻炒, 然后加入盐、香油、白糖、酱油炒匀, 撒上腰果装饰即可。

橘瓣酿银耳

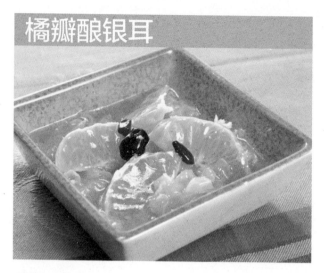

材料 银耳180克，橘瓣4个，红枣适量，枸杞子少许。

调料 白糖2大匙，水淀粉1大匙。

做法

① 银耳泡软，去蒂，洗净，撕成小朵；红枣、枸杞子均洗净，备用。

② 银耳、枸杞子、红枣放入锅中，倒适量水烧开，用小火继续煮30分钟，加入橘瓣及白糖煮匀，再加入水淀粉勾芡即可盛出。

> **厨房宝典** 在做此汤前，银耳应先用开水泡发，泡发后应去掉未发开的部分，特别是那些呈淡黄色的部分。

64

什锦黑米粥

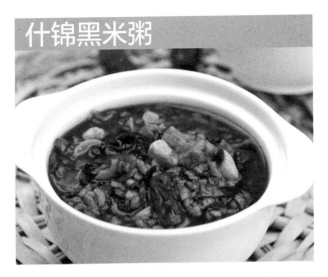

材料 黑米30克，大米70克，红枣（干）20克，银耳（干）、黄豆各15克，黑芝麻10克。

调料 盐（白糖）适量。

做法

① 黄豆用温水浸泡1小时，然后用清水洗净；银耳泡软后，摘去老蒂；红枣洗净去核，泡软。

② 先将黑米与大米一起放入清水中淘洗干净，再用清水浸泡1小时左右，捞出，放入锅中加入适量清水，大火煮开后，改用小火煮约1小时。

③ 加入银耳、黄豆、红枣及黑芝麻继续煮约30分钟，最后撒入盐或白糖调味即可。

潮热、潮红

我姓张，今年45岁，是一位全职太太。我总是感觉全身潮热，最明显的是头部和背部，手脚心也会发热。出现症状的时候是从头部、面部、颈部开始发热，然后迅速扩散。头部感觉很重。运动之后更为严重。还伴随额头和背部出汗，整天都有这种现象，只不过程度稍微有些不同。到大医院检查过了，肺部、心脏、血液等都正常啊，真是奇怪。

医师解析

这是典型的更年期潮红、潮热现象。由于更年期女性体内雌激素水平下降，从而引起自主神经功能紊乱，血管舒缩功能障碍所致。大部分患者的这种现象可持续1年以上。这种现象一般发生在更年期早期或者绝经前，最后自然就会消失。

饮食叮咛

平时多吃黄豆、蜂蜜等食品。如果因潮热引起失眠，可以用豆类蛋白代替动物蛋白，因为豆类食物含有丰富的植物性雌激素。

豆 腐

|性味归经| 性凉，味甘，归脾、胃、大肠经。

|推荐理由| 豆腐有清热解毒、生津润燥、调和脾胃等功效。豆腐是更年期的保护神，其含有丰富的植物雌激素，适宜更年期潮热、潮红者食用。

燕 窝

|性味归经| 性平，味甘，归肺、胃、肾经。

|推荐理由| 燕窝具有滋阴润燥、益气养阴、填精补髓、养血止血的功效，适宜更年期潮热者进行食补。

鸭 肉

|性味归经| 性寒，味甘、咸，归脾、胃、肺、肾经。

|推荐理由| 鸭肉中的维生素E有助于人体多余自由基的清除，有抗衰老的作用。鸭肉是一种滋阴清补食品，更年期潮热患者食之最佳。

豆腐炖鲢鱼

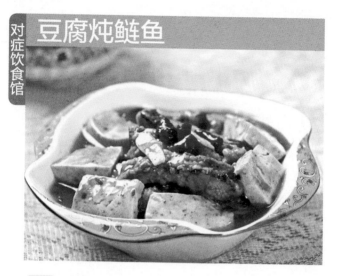

材料 鲢鱼500克，豆腐250克，葱花、葱段、姜片、蒜片、红椒段各适量。

调料 辣豆瓣酱、料酒、盐各适量。

做法

① 鲢鱼洗净，切块，用盐和料酒腌渍10分钟；豆腐洗净，切块，氽烫。

② 油锅烧热，放入辣豆瓣酱、葱段、姜片、蒜片爆香，放入鱼块翻炒。

③ 然后倒入适量清水、豆腐块，大火烧沸后，转小火炖10分钟，加盐调味，撒葱花、红椒段即可。

虾滚白玉

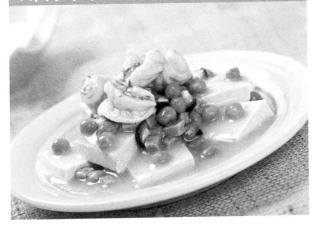

材料 豆腐500克，虾仁60克，香菇、猪瘦肉和青豆各30克，葱花少许。

调料 盐、味精各适量。

做法

① 将豆腐切块，平整地摆放在盘中。

② 虾仁处理干净；香菇泡发洗净，切小朵；猪瘦肉洗净切丁；青豆洗净。

③ 将虾仁、香菇朵、猪瘦肉丁和青豆拌匀，加盐和味精调味，均匀地撒在豆腐块上面。

④ 将盛豆腐的盘子放到蒸锅中蒸7分钟，出锅后撒上葱花即可。

鲜香蛋花豆腐

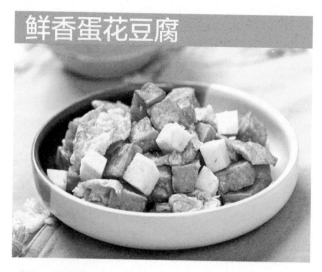

材料 豆腐400克，冬笋50克，鸡蛋3个。

调料 盐、味精和水淀粉各适量。

做法

① 将豆腐洗净，切成小丁，放入五成热左右的油锅中微炸，捞出，沥干油。

② 将冬笋洗净切丁。

③ 将鸡蛋打入碗中，放入冬笋丁、盐、味精和水淀粉拌匀备用。

④ 油锅烧热，先将鸡蛋液倒入锅中炒成蛋花，再下入豆腐丁一同炒匀，出锅盛盘即可。

鱼泥豆腐苋菜粥

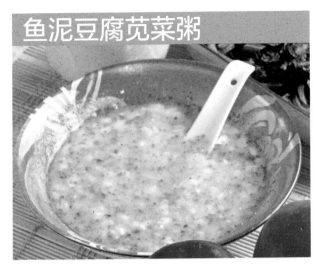

材料 去刺熟鱼肉200克，盒装嫩豆腐半块，苋菜100克，米粥1碗。

调料 鱼高汤适量，盐少许。

做法

① 豆腐切成细丁；苋菜取其嫩叶用开水汆烫后切细碎；去刺熟鱼肉压碎成泥。

② 米粥加入鱼肉泥、鱼高汤煮至熟烂。

③ 加入豆腐丁与苋菜末以及熟植物油，煮烂后加少许盐调味即可。

豆腐肉汤粥

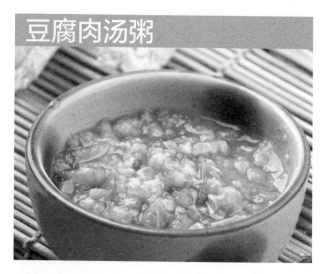

材料 豆腐半块,白菜适量,米饭1碗。

调料 盐少许,肉汤适量。

做法

① 将豆腐洗净,切成小块;白菜切小块。

② 将米饭、肉汤、豆腐块、白菜块以及适量水加入锅内同煮。

③ 当粥煮至黏稠后加入少许盐调味即可食用。

厨房宝典 饮酒时适宜食用此粥,因为豆腐中含有半胱氨酸,能加速酒精在身体中的代谢,减少酒精对肝脏的毒害。

海带炖鸭

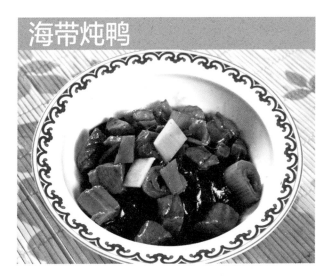

材料 土鸭1只，水发海带500克，姜15克，葱20克。

调料 盐10克，料酒20克，花椒3克，胡椒粉、鸡精各2克。

做法

① 土鸭处理干净，剁块，入沸水中汆烫一下，备用。

② 水发海带洗净，切成菱形片，入沸水锅中汆烫，备用；姜洗净后切片；葱洗净后切段。

③ 汤锅置火上，加入适量清水，放入鸭块、姜片、葱段、花椒、料酒，以大火烧沸，撇去浮沫。

④ 再放入海带片，改用小火炖约1小时，最后放入盐、胡椒粉、鸡精调味即可。

口 渴 虚 烦

询医问诊

我姓白，今年55岁。我的身体一直很好，进入更年期我也特别注重保养，关于更年期的知识我也知道很多。毕竟已经55岁的人了，身体也变得很脆弱了，稍不留心就会不舒服。最近一段时间我突然莫名烦躁起来，而且相比平时，天天要喝很多的水，最奇怪的是即使喝了那么多水也不解渴。

医师解析

白女士所说的问题相信很多更年期的女士都面临过，也许你们没有足够重视这件事。据白女士所述身体没有别的疾病的影响，那么最大的原因可能就是阴虚火旺。更年期女性由于身体功能的衰退，很容易出现心烦、口渴的症状。

饮食叮咛

有心烦、口渴等症状的更年期女性调理重在滋阴、清热、生津。建议最好以饮食调理为好，例如，可以吃一些清热滋阴的食材，如菠菜、莲藕、苹果、西瓜等。

口渴虚烦患者养生食材推荐

莲 藕

|性味归经| 生用性寒，熟用性温，味甘，归心、脾、胃经。

|推荐理由| 新鲜莲藕对阴虚内热的人非常适合，可以在夏天时榨汁喝；如果藕稍微老一点，补脾胃效果更好。

苹 果

|性味归经| 性凉，味甘、微酸，归脾、胃、肺经。

|推荐理由| 苹果酸甜可口，营养丰富，具有生津止渴、清热除烦、润肺开胃的功效。

西 瓜

|性味归经| 性寒，味甘，归心、胃、膀胱经。

|推荐理由| 西瓜除不含脂肪和胆固醇外，几乎含有人体所需的各种营养素。西瓜有清热解暑、解烦渴、解酒毒等功效，可以用来治疗一切热证烦渴等。

红油藕片

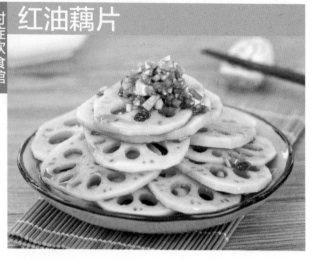

材料 莲藕350克，葱适量，蒜少许。

调料 辣椒油2大匙，醋、生抽、白糖各适量，香油、花椒油、盐、味精各少许。

做法

① 将新鲜莲藕洗净，去皮，切片后放入凉水中浸泡；葱切末备用；蒜切末备用。

② 锅置火上，锅内加入适量的水煮沸后，放入莲藕片汆烫至断生后捞出沥干，装盘备用。

③ 将切好的蒜末、葱末和所有调料混合调成味汁，淋在莲藕片上，搅拌均匀即可。

风味拌藕片

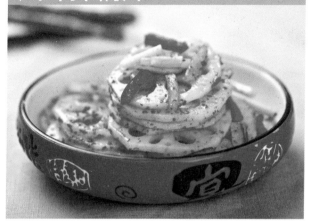

材料 莲藕300克，梨100克，红辣椒、青辣椒各1个，芹菜适量。

调料 甘草汁、辣椒粉、盐、糯米粉、醋各适量。

做法

① 糯米粉加少许水调匀并以小火煮成黏稠状；梨去皮、核，切丝；青、红辣椒分别洗净，去子，切丝；芹菜洗净，切小段，氽烫备用。

② 莲藕洗净，去节，用醋浸泡6分钟，切成薄片。

③ 将所有材料入大盆中，入做法①的糯米糊、甘草汁、辣椒粉、盐拌匀，腌渍至入味即成。

拌三蔬

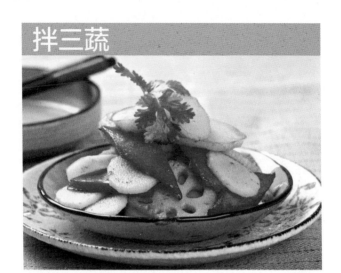

材料 莲藕100克，山药150克，胡萝卜80克，香菜段少许。

调料 盐、味精、胡椒粉各适量。

做法

① 将莲藕、山药、胡萝卜去皮洗净，切成薄片。

② 将胡萝卜片、莲藕片、山药片放入热油锅中炸熟，捞出沥油。

③ 加入适量的盐、味精、胡椒粉搅拌均匀即可。

厨房宝典 此菜中还可以加入海带片、南瓜片等，可依据个人的口味进行材料的增减。

糖醋藕片

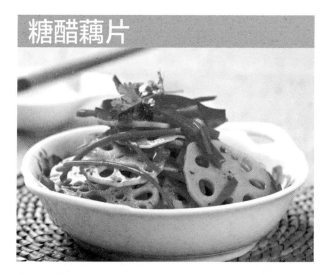

材料 莲藕450克，胡萝卜100克，红椒丝适量，香菜叶少许。

调料 醋3大匙，白糖2大匙，香油1小匙，盐1小匙。

做法

① 将莲藕去皮洗净，切成薄片；胡萝卜去皮洗净，切成丝。

② 将藕片和胡萝卜丝一起放入沸水中汆烫至断生，捞出沥干；将盐、白糖、醋混合调成糖醋汁。

③ 将糖醋汁加少许清水调匀，倒入藕片和胡萝卜丝中搅拌均匀，放入冰箱冷藏8小时。食用时将红椒丝放在藕片盘中，滴上香油，撒上香菜叶即可。

激动易怒

询医问诊

我姓肖，今年43岁，在一家公司做部门经理。跨过43岁的门槛之后，我发现自己就像变了一个人似的，身体里总感觉不舒服，心慌而且烦躁，变得很爱生气。由于我的脾气变得越来越暴躁，下属员工都对我避而远之。每天回到家里，看谁都不顺眼，孩子稍微犯一点错误，我就会变得很生气。

医师解析

像肖女士出现的容易激动、暴躁、易怒，是典型的更年期特征，这些不好的情绪只是暂时性的生理与心理的失调，因此不要惊恐不安。建议更年期女性可以在医生的指导下使用黄豆异黄酮等调理，注意自己的精神状态，保持生活的规律性，保证睡眠质量，最好经常洗热水澡，保持心情舒畅，同时家人的体谅与包容也非常重要。

饮食叮咛

多吃大米、面等主食以及土豆、甘薯等碳水化合物含量高的食物，能缓解烦躁抑郁的情绪。

苦 瓜

| **性味归经** | 性寒，味苦，归胃、心、肝经。

| **推荐理由** | 苦瓜是药食两用的食疗佳品，具有清热消暑、养血益气、补肾健脾、滋肝明目的功效，可清热祛心火、解毒明目。

杏 仁

| **性味归经** | 甜杏仁：性平，味甘，归肺、脾、大肠经；苦杏仁：性微温，味苦，有小毒，归肺、大肠经。

| **推荐理由** | 杏仁具有"去冷热毒""治心中冷热"的功效，适宜肝火旺、易怒者食用。

苦 菜

| **性味归经** | 性寒，味苦，归心、脾、胃、大肠经。

| **推荐理由** | 苦菜含有胡萝卜素、维生素、蛋白质等多种营养物质，有安心益气、清热解毒的功效。

墨鱼酿脆瓜

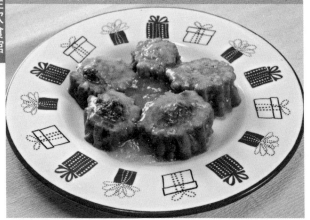

材料 苦瓜200克，净墨鱼肉100克，猪肥膘肉50克，鸡蛋1个（取蛋清）。

调料 鲜汤30毫升，盐、味精、胡椒粉、姜葱汁各1小匙，水淀粉10克。

做法

① 苦瓜去瓤，切成圆片，汆烫一下。

② 墨鱼肉加猪肥膘肉一起剁成细蓉，加盐、味精、蛋清、胡椒粉、姜葱汁拌成馅料，酿入苦瓜片中，上笼蒸熟。

③ 鲜汤烧沸，入盐、味精调味，用水淀粉勾芡后淋在苦瓜上即可。

杏仁槐花豆浆

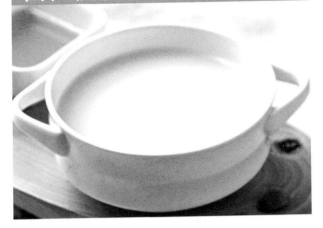

材料 黄豆40克，杏仁5克，槐花3朵。

调料 蜂蜜适量。

做法

① 将黄豆用清水浸泡至软，洗净；槐花掰成小瓣；杏仁洗净。

② 将泡好的黄豆和新鲜的杏仁倒入全自动豆浆机中，加入适量水煮成豆浆。

③ 将槐花瓣和蜂蜜放入做好的豆浆中拌匀即可。

> 厨房宝典 杏仁分为甜杏仁及苦杏仁两种，制作这款豆浆时宜用苦杏仁，以取得较好作用，但需注意控制好用量。

月经紊乱

我姓胡，今年55岁，是位退休工人。岁月不饶人，随着年龄的增加，我感觉自己的身体一天不如一天了。晚上失眠，很多东西也记不住了。精力与体力明显下降，即使很简单的小事情也感觉到力不从心了。最烦恼的就是月经不正常，就像在逗我玩似的，有时好几个月才来，而且经期也和正常的经期不一样；有时候一个月来好几次，只不过经量少了点。虽然是小事，但给我的生活带来很多麻烦。

医师解析

造成女性更年期月经紊乱的原因有很多，如果不是别的器官病变而导致的，那么就是很正常的现象。因为更年期的女性由于卵巢功能衰退就会出现月经不调的现象，根据胡女士所描述的一系列症状，基本与更年期的症状符合。

饮食叮咛

月经不调的更年期女性宜多吃豆类、鱼类等高蛋白食物，另外还可以多吃富含维生素C的食物。

红 糖

|性味归经| 性温，味甘，归肝、脾、胃经。

|推荐理由| 红糖不仅具有益气、助脾化食、补血化瘀等功效，还兼具散寒止痛作用，并且红糖还有助于睡眠，适宜月经紊乱患者经期食用。

荠 菜

|性味归经| 性凉，味甘、涩，归肝、肺、心、膀胱经。

|推荐理由| 荠菜具有和血利水作用，能够理气活血，有效缓解女性更年期的月经紊乱症状。

黑木耳

|性味归经| 性平，味甘，归胃、肺、肝经。

|推荐理由| 黑木耳中铁的含量极为丰富，常吃黑木耳能养血驻颜，令人肌肤红润、容光焕发，还可以预防和改善缺铁性贫血。

五色虾仁

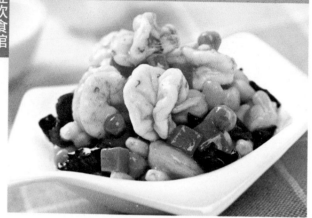

材料 虾仁300克，胡萝卜丁、豌豆、腰豆、玉米粒、水发黑木耳各50克。

调料 盐、味精、料酒、白糖、鲜汤、胡椒粉、水淀粉各适量。

做法

① 将胡萝卜丁、豌豆、腰豆、玉米粒和黑木耳朵放入沸水锅中焯熟，捞出，沥干水分。

② 油锅烧热，下入虾仁、胡萝卜丁、豌豆、玉米粒和黑木耳朵炒匀，烹入料酒，注入鲜汤煮开，加入盐、味精、白糖和胡椒粉翻搅至入味，以水淀粉勾芡，出锅盛盘即可。

黑木耳芹菜粥

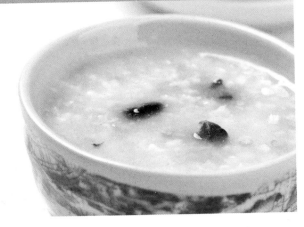

材料 大米200克，水发黑木耳、芹菜各100克。

调料 盐适量。

做法

① 首先把大米淘洗干净，放在清水中浸泡1小时，捞出沥干水分；接着把黑木耳去根蒂后洗净，撕成小朵；芹菜去老茎、坏叶后洗净，切末，备用。

② 把浸泡好的大米放入锅中，加入适量清水，用大火煮沸后改用小火，放入黑木耳和切碎的芹菜末一同熬煮50分钟左右。

③ 当米烂粥稠时，可依据个人口味加入适量的盐调味，搅拌均匀后即可盛碗食用。

煎丸子

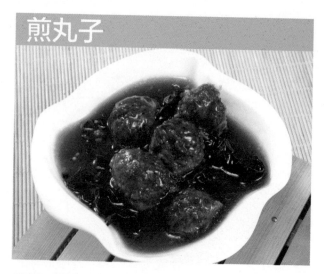

材料 猪肉末600克，黑木耳150克，鸡蛋1个，葱2根，姜丝1大匙。

调料 A.盐、干淀粉各1小匙，味精半小匙，醪糟半大匙；B.酱油1大匙。

做法

① 鸡蛋打散；猪肉末用鸡蛋液、调料A抓拌均匀，捏成丸子；黑木耳洗净后切条；葱洗净后切段。

② 起锅热油，下入猪肉丸煎至两面皆呈金黄，即可盛盘，撒上葱段和姜丝，上笼用大火蒸约10分钟。

③ 取出丸子，蒸碗里的汤汁放入炒锅中，加黑木耳条及酱油煮开约2分钟，淋在丸子上即可。

拌什锦丝

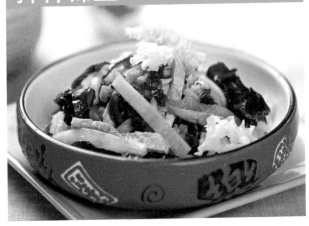

材料 水发黑木耳、水发银耳、冬瓜、鸡肉丝、猪肉丝各100克，海蜇皮50克，花生碎适量。

调料 盐、味精、柠檬汁、醋、白糖、香油各适量。

做法

① 将黑木耳、银耳汆烫片刻，捞出，撕小块；沸水中加盐，放入两种肉丝汆烫至热，捞出沥干；海蜇皮泡发洗净，切丝；冬瓜去皮、瓤，洗净切条。

② 将海蜇皮丝与冬瓜条放入沸水中汆烫30秒钟，捞出沥干。

③ 将所有材料加盐、味精、醋、白糖、香油、柠檬汁混合拌匀即可。

心 悸

我姓黄，今年51岁，是位农民。我的身体一直很好，从来没有过什么毛病。别看我已经51岁了，可是我每天照样干很多农活。可是最近一段时间，我经常感到心特别慌，呼吸也稍微有些急，并且脑后也有点疼。刚开始以为自己是太累了，可是休息了很长一段时间，还是有这种症状。去医院问医生，医生说没事，可我总担心心脏出现了问题。

医师解析

黄女士的描述就是大家常说的心慌，而且是已经排除器质性病变所导致的心悸。黄女士的症状是典型的更年期身体出现功能障碍而引起的。更年期女性雌激素分泌减少的同时，甘油三酯、低密度脂蛋白胆固醇含量和胆固醇增高，抗动脉粥样硬化脂蛋白降低，就会出现黄女士所说的现象。

饮食叮咛

◎饮食要规律、有节制，不可暴饮暴食。

◎宜多吃营养丰富而易消化吸收的食物。

雪 蛤

| 性味归经 | 性平，味甘、咸，归肺、肾经。

| 推荐理由 | 雪蛤具有滋阴润肺、补肾益精、平肝养胃等功效，对于伴有神疲乏力、心悸失眠、盗汗不止等症状的阴虚体弱女性具有很好的保健作用。经常食用雪蛤，可起到抗衰驻颜、滋养容颜的神奇功效，还能增强人体免疫功能。

樱 桃

| 性味归经 | 性温，味甘、微酸，归脾、肝经。

| 推荐理由 | 常食樱桃可补充体内对铁元素的需求，促进血红蛋白再生，既可防治缺铁性贫血，又可增强体质。樱桃具有调中益气、健脾和胃、祛风除湿之功效，对食欲缺乏、消化不良、风湿身痛等均有益处。适宜气血虚弱、倦怠厌食、心悸气短者食用。

五色沙拉

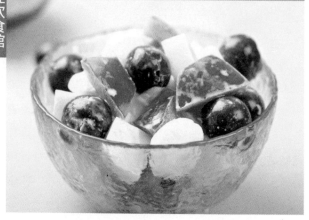

材料 鹌鹑蛋4个，番茄、冬瓜、绿樱桃各100克。

调料 沙拉酱适量。

做法

① 将番茄、绿樱桃分别洗净，番茄切成块；冬瓜去皮、瓤后洗净，切块，煮熟，盛出晾凉；鹌鹑蛋洗净，煮熟，剥去外壳。

② 将番茄块、鹌鹑蛋、绿樱桃和冬瓜块混合放入大碗中，加沙拉酱拌匀即可。

厨房宝典 这道菜材料的选定可以随自己的口味进行增减。

沙拉菠萝船

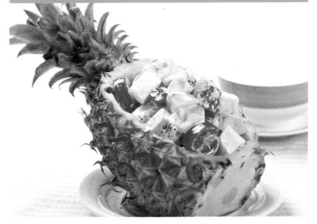

材料 猕猴桃2个，菠萝、梨各1个，樱桃、小番茄、草莓各30克。

调料 沙拉酱3大匙，白糖2大匙。

做法

① 菠萝洗净，切掉1/3不用，将剩余部分挖成船状，将挖出的菠萝切小块；猕猴桃去皮，切小块。

② 梨洗净，去皮、核，切小块；草莓去蒂洗净，切小块；樱桃和小番茄均去蒂洗净，切半。

③ 将切好的所有材料加沙拉酱、白糖拌匀，盛入菠萝船中即可。

抑郁症

张小婷，49岁，音乐老师。她以前的性格十分开朗，最近一段时间，她常觉得身体不舒服。晚上经常失眠，被噩梦惊醒后浑身虚汗。长期饱受失眠、盗汗的困扰，她认定自己患了不治之症，终日忧心忡忡，甚至试图吞食安眠药寻死，幸亏家人及时发现，抢救及时才挽回生命。最终，这名女教师被诊断为更年期导致的抑郁症。

医师解析

更年期抑郁症是一种更年期常见的精神障碍。更年期抑郁症女性常常做一些异常的事情或者并发其他病变。在更年期女性中超过一半的女性因为更年期抑郁影响了生活质量。许多女性在经历更年期时，直到抑郁症状严重到忍无可忍时才就医。其实抑郁是更年期综合征的一种表现，需要综合治疗。

饮食叮咛

多吃具有养心安神功效的食物，如莲子、百合、山药、枸杞子等。

抑郁症患者养生食材推荐

燕 麦

| 性味归经 | 性温，味甘，归脾、肝经。

| 推荐理由 | 燕麦含有可提高血清素的成分，血清素是一种神经传导物质，若人体内此物质不足就可能引发抑郁症。多吃燕麦可以补充血清素，使人远离抑郁。

柑 橘

| 性味归经 | 性温，味甘、酸，归肺、胃经。

| 推荐理由 | 柑橘含有丰富的维生素，常吃可延年益寿，健体强身。柑橘具有止咳化痰、健胃、疏肝理气等多种功效，还有很好的顺气解郁作用。

玫瑰花

| 性味归经 | 性温，味微苦、甘，归肝、脾经。

| 推荐理由 | 玫瑰花有行气解郁、理血止痛的功效，所以平时代茶饮用，能有效缓解紧张焦虑的情绪。

燕麦南瓜粥

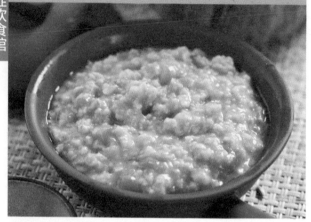

材料 燕麦、大米各50克，南瓜适量。

调料 盐适量。

做法

① 首先把大米淘洗干净，放在清水中浸泡30分钟，捞出沥干水分备用；接着把南瓜去皮、瓤后洗净，切成小块。

② 把泡好的大米放入锅中，加清水，用大火煮沸后，改用小火再煮20分钟；接着放入切好的南瓜块，用小火煮15分钟；最后放入燕麦，再次熬煮10分钟。

③ 当米烂粥稠、南瓜熟透时，加入适量盐，搅拌均匀后熄火，即可食用。

燕麦甘薯粥

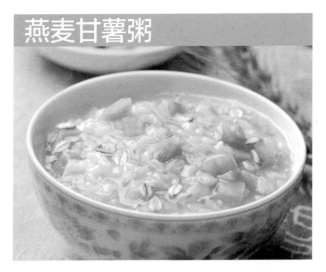

材料 燕麦、大米各150克，甘薯400克。

调料 蜂蜜适量，淡盐水少许。

做法

① 甘薯洗净，切成小丁，放在淡盐水中浸泡30分钟左右；燕麦用水泡开备用。

② 大米淘洗干净后放入砂锅，再加入适量清水，用大火煮沸。

③ 放入准备好的甘薯丁，改用小火熬煮至甘薯熟烂、粥比较黏稠时放入燕麦，再煮5分钟，关火。等粥温热后，可依据个人口味加入适量蜂蜜，搅拌均匀，即可装碗食用。

皮肤干燥、瘙痒

询医问诊

我姓高，今年55岁，是一名土建工程师，工作的性质决定了我经常在建筑工地往返。我比较注重皮肤的保养，可是最近发现自己的皮肤变得很干燥，刚开始认为只是气候的原因，可是这种症状竟然持续1年之久，而且更糟糕的是脸上开始出现斑点，我十分担心自己的脸。

医师解析

更年期的女性由于性激素分泌减少，雌激素代谢就会改变。雌激素代谢的改变可引发多种皮肤病、皮肤瘙痒性疾病，例如皮肤干燥、肤色暗淡无光、皮肤松弛等多种症状。同时这与更年期女性的肾精不足与绝经后的雌激素缺失也有密切的关系。更年期女性要根据体质特点，进行适当锻炼，还可以进行面部按摩，以促进血液循环，使面容红润起来。

饮食叮咛

皮肤干燥瘙痒的女性可以多服用沙参、麦门冬、黄精、银耳、百合、黑芝麻、桑葚、天冬等滋阴之品。

胡萝卜

|性味归经| 性平，味甘，归肺、脾、肝经。

|推荐理由| 胡萝卜含有丰富的β–胡萝卜素，它在小肠内可以转化成维生素A。维生素A对皮肤的表皮层有保护作用，可使人的皮肤光泽、有弹性。

黑芝麻

|性味归经| 性平，味甘，归肝、肾、大肠经。

|推荐理由| 黑芝麻富含维生素E，它对肌肤中的胶原纤维和弹力纤维有"滋润"作用，从而维护肌肤的弹性。

石 榴

|性味归经| 性平，味甘、微酸、涩，归胃、大肠经。

|推荐理由| 石榴榨的汁，对身体有很好的滋润作用。另外，石榴汁还是有效的抗氧化果汁，可有效对抗皮肤干燥的现象。

糖醋三文鱼

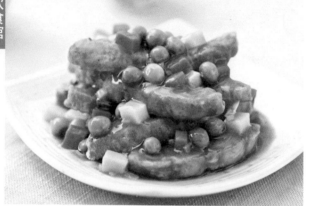

材料 三文鱼800克，菠萝丁、胡萝卜丁、豌豆、竹笋丁各20克，葱花、姜丝、蒜末各少许。

调料 A.盐、醋、酱油、料酒、白糖、鸡汤和番茄酱各适量。B.干淀粉、味精和香油各适量。

做法

① 将三文鱼洗净，切厚片，均匀地拍上干淀粉，备用。

② 油锅烧热，将三文鱼炸至成形捞出；再下入油锅中，炸至熟透，盛盘。

③ 锅中留底油烧热，下入葱花、姜丝和蒜末爆香，下入菠萝丁、胡萝卜丁、竹笋丁和豌豆炒匀，调入调料A烧开，加入味精炒匀，淋上香油，加在三文鱼上即可。

蒜香五色蔬

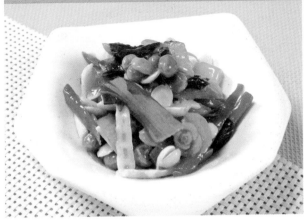

材料 胡萝卜条、白果、豌豆各75克，油菜段、箭笋各120克，蒜末适量。

调料 白糖、鸡精各半小匙，盐适量，料酒、水淀粉各半大匙。

做法

① 白果、豌豆均洗净；箭笋洗净，去老皮，对半剖开。

② 锅中加水煮沸，滴少许油，放入胡萝卜条、油菜段、箭笋、白果、豌豆汆烫3分钟，捞起，沥干。

③ 起锅热油，放入蒜末爆香，加入做法②中煮好的蔬菜略炒，再加白糖、鸡精、盐、料酒炒匀，最后以水淀粉勾芡即可。

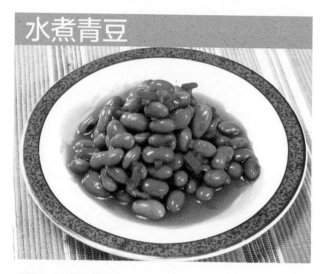

水煮青豆

材料 新鲜青豆200克,新鲜胡萝卜1小段。

调料 鸡精1小匙,香油半小匙,盐少许。

做法

① 将青豆用清水彻底冲洗干净;锅中放入水烧沸,倒入青豆煮至熟烂(水中可加少许盐),捞出装盘,备用。

② 胡萝卜去皮,洗净,分为两部分,一部分搅打成汁,另一部分切成末。

③ 将胡萝卜汁倒入青豆中,并搅拌均匀,调入盐、鸡精拌匀,然后撒入胡萝卜末,并淋入香油即可食用。

竹荪酿莴笋

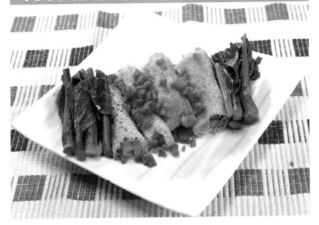

材料 芥蓝200克，竹荪适量，莴笋、芹菜各100克，胡萝卜50克。

调料 A.盐1小匙，高汤1碗；B.水淀粉1大匙。

做法

① 芥蓝去头尾，洗净，切段，放入烧开的水中汆烫至熟，捞出；胡萝卜去皮，切成细末备用。

② 竹荪泡软，捞出后去除头尾，切成段；莴笋去老皮，洗净，切成段；芹菜择洗干净，切段。

③ 将莴笋段、芹菜段插入竹荪段中，装盘，撒上胡萝卜末，入蒸锅中蒸约5分钟，取出；锅中倒入调料A烧开，淋入调料B勾芡，倒入盘中，摆上芥蓝即可。

鸡枞菌萝卜卷

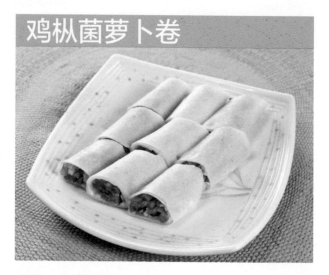

材料 鸡枞菌200克，胡萝卜条、面粉各80克，鸡蛋液半碗。

调料 盐、味精、香油各2克，鲜汤适量。

做法

① 将鸡枞菌洗净，部分切末加鲜汤打成汁，加盐、面粉、鸡蛋液、味精制成浆，用平底锅摊成薄片煎至熟。

② 剩余鸡枞菌切丝，与胡萝卜条一起入沸水中煮熟，捞起，加盐、味精、香油拌匀，备用。

③ 将摊好的鸡枞菌蛋片放置于盘内，再放上拌好的胡萝卜条、鸡枞菌丝，然后从菌片的一端卷到另一端成卷状，再切成长条卷摆入盘内即可。

水陆增香

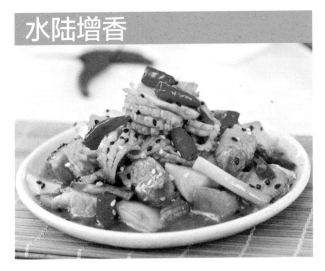

材料 五花肉块500克，鱿鱼花200克，杏鲍菇块100克，姜片8片，蒜瓣10粒，辣椒（切段）3根，葱（切段）1根。

调料 醪糟6大匙，熟黑芝麻、白芝麻、酱油、蚝油、盐、冰糖、白胡椒粉各适量。

做法

① 鱿鱼花汆烫，过凉；五花肉块煎至两面金黄。

② 起锅热油，爆香姜片，加蒜瓣、葱段、辣椒段拌炒，改中火，入煎好的五花肉块、杏鲍菇块，炒香，加入除熟芝麻外的所有调料，焖烧10分钟。

③ 加入鱿鱼花翻炒均匀，起锅撒上黑芝麻即成。

记忆力减退

我姓张，今年41岁，是位教师。最近一年多，我的记忆力明显下降了，总是忘事，与过去比非常明显，有时会突然有时间上的错觉，有时突然想起以前的一件什么事，不知道自己到底做了还是没做，一惊一乍的。我每天的工作时间比较长，但睡眠质量还挺好，没有失眠现象。身体也没有别的不舒服的地方，只是记忆力的下降突然感觉自己好像苍老了很多。

医师解析

女性进入更年期后，体内雌激素分泌量下降，进而大脑里面神经传递物质所受到的保护也变少，导致记忆功能明显减退。另外更年期容易出现的营养元素的缺失、骨质疏松、高血压、饮食不均、失眠、工作压力大、抑郁等问题也是造成记忆力减退的原因。

饮食叮咛

饮食要以均衡为主要原则，注意补充含维生素E、维生素C和胡萝卜素丰富的食品。

记忆力减退者养生食材推荐

核 桃

| 性味归经 | 性温，味甘，归肺、肾、大肠经。

| 推荐理由 | 核桃含有较多的蛋白质及人体必需的不饱和脂肪酸，这些成分皆为大脑细胞及组织代谢所需的重要物质，能滋养脑细胞，增强记忆力。

菠 萝

| 性味归经 | 性平，味甘、微涩，归脾、胃经。

| 推荐理由 | 菠萝含有很多维生素C和微量元素锰，热量少，常吃有生津、提神的作用。

花 生

| 性味归经 | 性平，味甘，归肺、脾、胃经。

| 推荐理由 | 花生富含卵磷脂和脑磷脂，这两种物质可以延缓脑功能衰退，抑制血小板凝聚，防止脑血栓形成。适量食用花生可改善血液循环，增强记忆力。

烤麸花生粥

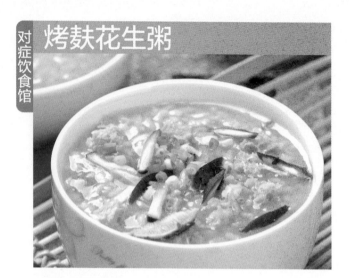

材料 大米200克，烤麸、大麦米各100克，花生仁、干香菇、葱各适量。

调料 盐、鸡精各适量。

做法

① 首先把大麦米、大米分别洗净、浸泡；烤麸涨发回软，洗净后切成块；干香菇用温水浸泡，去蒂洗净，切成片；葱洗净，切成末，备用。

② 把泡好的大麦米和大米放入锅中，加入适量清水，用大火煮沸后改为小火，放入切好的烤麸块、花生仁、香菇片继续熬煮1小时，煮至粥稠时，加入适量的盐和鸡精，搅拌均匀后关火，撒上葱末即可。

柠檬花生紫米豆浆

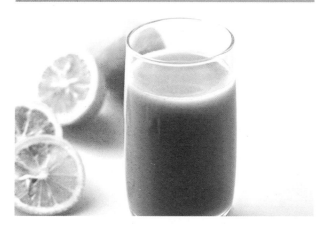

材料 黄豆浆200毫升，柠檬半个，紫米50克，花生10克。

调料 冰糖少许。

做法

① 将紫米洗净后浸泡3小时；柠檬洗净，去皮，用果汁机打成汁。

② 将泡好的紫米和花生、黄豆浆一同放入全自动豆浆机中，加入适量水煮成豆浆。

③ 趁热加入冰糖拌匀，并滴入柠檬汁即可。

> 厨房宝典 紫米含纯天然营养色素和色氨酸，浸泡时会出现掉色现象，因此不宜用力搓洗。

陈醋全家福

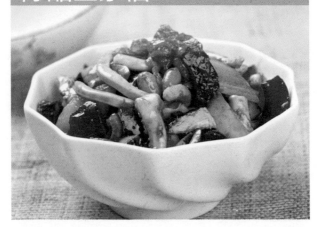

材料 海蜇丝、鱿鱼各150克，松花蛋1个，黄瓜、油炸花生仁、芹菜各50克，蒜末适量。

调料 盐、陈醋、鸡精、白糖、香油各适量。

做法

① 鱿鱼和海蜇丝分别洗净，鱿鱼切丝，两者分别汆烫过凉。

② 将花生仁放入碗中，放入鱿鱼丝和海蜇丝。

③ 将松花蛋切成块；黄瓜洗净切成块；芹菜洗净，切成片，汆烫，将三者放入花生仁碗中。

④ 将蒜末、盐、陈醋、鸡精、白糖、香油调匀，浇在做法③中的碗中拌匀即可。

菠萝苦瓜鸡

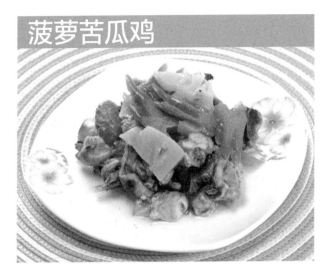

材料 鸡半只（约600克），苦瓜1根，菠萝4片。

调料 菠萝汁1大匙，盐适量。

做法

① 将苦瓜去子，洗净，切斜片，备用；鸡肉洗净后切块，放入沸水中汆烫一下，除去血水，捞出沥干水分，备用。

② 取一汤锅加入水1000毫升，煮沸后放入苦瓜片、菠萝片、菠萝汁，转小火煮约30分钟。

③ 放入鸡肉块，继续煮约20分钟直至汤汁收干，起锅前加入盐调味即可。

咕噜肉

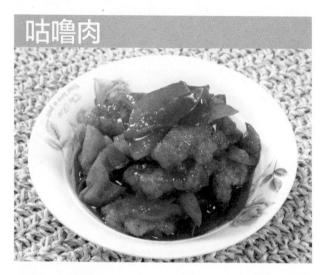

材料 猪里脊肉片200克，菠萝片150克，蒜末、青椒片、红椒片各少许。

调料 A.盐、醪糟、干淀粉、白糖各少许；B.白醋、白糖、番茄酱、盐各少许。

做法

① 猪里脊肉片加入调料A腌渍15分钟。

② 起锅热油，放入肉片，以小火炸约5分钟，捞出。

③ 留底油，放入蒜末、菠萝片、青椒片、红椒片，以小火略炒，接着加入调料B拌炒均匀，待烧沸后加入炸过的猪里脊肉片，以大火翻炒1分钟即可。

黑米核桃糊

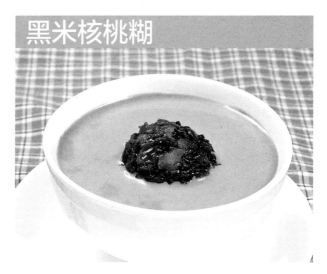

材料　黑米、核桃粉各200克，红豆沙适量。

调料　冰糖适量。

做法

① 黑米淘洗干净，在清水中浸泡3小时，然后与红豆沙一起放入蒸锅中蒸熟，即成豆沙米饭。

② 在煮锅内加水烧开，将核桃粉用温水调成糊状，然后和冰糖一起倒入烧开的水中，搅匀，烧开后即可盛入碗中。

③ 接着将蒸好的豆沙米饭放入核桃糊中，搅拌均匀后即可食用。

头痛头晕

我姓王，今年48岁，是位会计师。最近一段时间，我晚上睡觉睡到半夜经常醒来，醒来的时候会感到头痛，而且头还晕得厉害。吃了很多止痛药也只是暂时起作用，不吃的话又会继续。量血压时医生告诉我，血压波动得很明显。

医师解析

更年期女性很容易处于慢性疲劳的状态，加上卵巢功能的逐渐衰退，雌激素水平的下降，很容易引起血管神经功能紊乱。由于血管弹性减弱、粥样硬化斑块沉积等一系列因素，使血流速度减慢，血流量减少；或者血管壁增厚导致的血流速度加快；这些都是导致更年期女性出现头痛、头晕、头昏等症状的原因。在排除其他疾病的情况下，平时生活中要重视食疗保健，注意饮水，适宜的运动多多参加。

饮食叮咛

食物宜清淡、易消化，多吃新鲜的水果和蔬菜，不要过量饮酒。

猪 肝

|性味归经| 性温，味甘、微苦，归肝经。

|推荐理由| 猪肝含有丰富的营养物质，具有较好的养血作用，可缓解更年期头晕目眩等症状。

桂 圆

|性味归经| 性温，味甘，归心、脾经。

|推荐理由| 因为桂圆含有大量有益于人体健康的营养元素，可养心安神、滋阴补血，所以特别适宜更年期头晕女性日常进行食补。

红 枣

|性味归经| 性温，味甘，归脾、胃、心经。

|推荐理由| 红枣能为人体提供大量的铁。另外，红枣中的叶酸也具有促进细胞分裂、制造新红细胞的功效。适宜缺铁性贫血有头晕症状者进行食补。

红枣带鱼粥

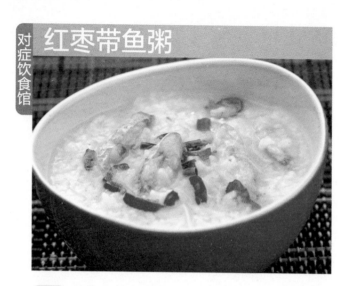

材料 大米100克，带鱼200克，红枣8克，葱3克，姜2克。

调料 盐、香油各适量。

做法

① 大米淘洗干净，用冷水浸泡3小时，捞出，沥干水分，备用；带鱼洗净，切块；红枣洗净，去核，切条，备用；葱洗净切末；姜洗净切末。

② 锅中加入适量水，将红枣、大米放入，先用大火烧沸，搅拌几下，然后改用小火熬煮成粥。

③ 将带鱼块放入热粥内烫熟，再拌入香油、盐，稍焖片刻，装碗后撒上葱末、姜末即可。

桂圆山药炖乌鸡

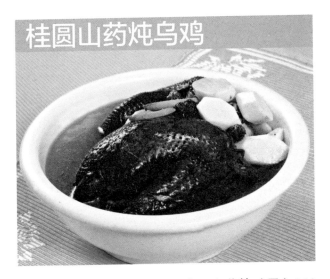

材料 乌鸡1只，桂圆肉100克，山药块（干）200克，枸杞子、姜各适量。

调料 盐、味精各少许。

做法

① 乌鸡宰洗干净；山药块洗净，浸泡至透；姜切丝，备用。

② 锅内加清水烧开，放入乌鸡、姜丝汆烫片刻，捞起，备用。

③ 将乌鸡、桂圆肉、山药块、姜丝、枸杞子放入炖盅内，加入清水炖2小时，调入盐、味精即可。

麻酱肝片

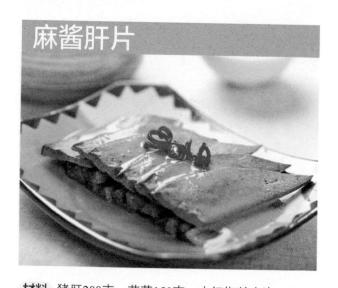

材料 猪肝200克，芹菜150克，小红椒丝少许。

调料 盐、白糖各少许，芝麻酱、鲜汤、香油、料酒各适量。

做法

① 将芹菜洗净，切成段，放入沸水锅中氽烫至断生，捞出晾凉，加盐、香油拌匀，铺入盘底。

② 将猪肝洗净，放入锅中加水烧沸，然后加入料酒，煮至猪肝熟透，捞起晾凉，切成片，整齐地码入芹菜段上。

③ 将芝麻酱、鲜汤、盐、香油、白糖调匀，调成味汁浇在猪肝片上，最后撒上小红椒丝即可。

凉拌腰肝

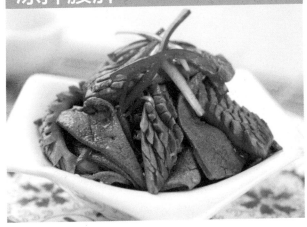

材料 猪肝150克，猪腰1个，红椒丝、姜块、葱段、葱丝各适量。

调料 A.醪糟、盐各适量；B.酱油2大匙，香油、白糖各1小匙。

做法

① 猪肝洗净，切片；猪腰去除筋膜洗净，切花后改块，加调料A腌渍1小时，再用清水冲净。

② 锅中加水、葱段与姜块煮沸，加猪腰块及猪肝片煮熟，捞出晾凉，盛盘。

③ 将红椒丝、葱丝放入碗中加调料B拌匀，淋在猪腰盘中即可。

鲜拌肝片菠菜

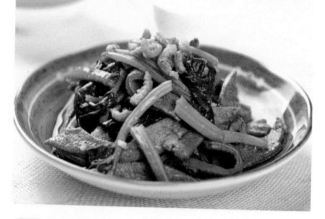

材料 菠菜段200克，熟猪肝180克，泡发海米30克，蒜泥适量。

调料 盐、酱油、醋、味精、香油各适量。

做法

① 将菠菜段放入沸水中汆烫，捞出过凉。

② 将蒜泥、盐、酱油、味精、醋、香油混合，调成味汁。

③ 将熟猪肝切成片，放入大碗中，加入菠菜段、海米，浇入味汁拌匀即可。

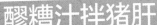

醪糟汁拌猪肝

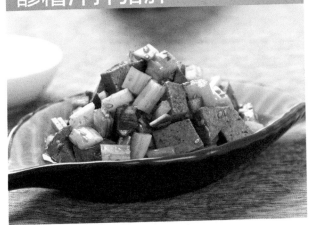

材料 猪肝300克，芹菜、洋葱各100克。

调料 醪糟汁、鸡汤、盐、醋各少许，香油、豉汁、酱油、白芝麻、大料、花椒各适量。

做法

① 将猪肝洗净，放入锅中加适量清水、盐、酱油、大料、花椒卤煮至猪肝熟透，取出晾凉。

② 将熟透的猪肝切成丁；芹菜择洗干净，切成丁；洋葱去皮洗净，切成丁。

③ 鸡汤、醪糟汁、盐、醋、香油、豉汁调匀成酱汁。

④ 将调好的酱汁与芹菜丁、洋葱丁、猪肝丁拌匀，盛入盘中，最后撒入白芝麻即可。

耳鸣目眩

询医问诊

我姓秦，今年55岁，还在上班。我近两年觉得头晕、目眩、耳鸣，还经常感觉到恶心、健忘，注意力也不集中，月经也开始不调，经量较少。刚开始没有怎么在意，只是觉得一定是更年期综合征就没有去医院检查，但是最近才觉得耳鸣的症状越来越严重，同时还伴有阵阵目眩，发作起来真是天旋地转呀！

医师解析

耳鸣是更年期女性常见的症状之一。耳鸣和耳聋的发生，除了颅内肿瘤、外伤、药物等原因外，主要原因是由于身体的衰老，内耳发生病变，或者是中枢神经系统衰退，从而导致听力变弱，听觉器官的退变可致耳鸣，甚至是耳聋。更年期出现耳鸣症状的女性忌大量摄入脂肪，以免使血脂增高、血液黏稠度增大。因为内耳对供血障碍最敏感，出现血液循环障碍时，会导致听神经营养缺乏，产生耳鸣。

饮食叮咛

多吃含铁的食物可以预防老年性耳鸣、耳聋。

紫 菜

|性味归经| 性凉，味甘、咸，归肺、肝、胃、肾经。

|推荐理由| 紫菜是日常食品中含铁量较多的食物。缺铁易使红细胞变硬，运输氧的能力降低，耳部养分供给不足，可使听觉细胞功能受损，导致听力下降。

白 果

|性味归经| 性平，味甘、苦、涩，有小毒，归肺、肾经。

|推荐理由| 白果对治疗耳鸣引起的精神压抑有益处，需坚持几个星期才能见到疗效。

葡 萄

|性味归经| 性平，味甘、酸，归脾、肺、肾经。

|推荐理由| 葡萄具有活血的作用，可活血化瘀、扩张血管、改善血液黏稠度，有利于保持耳部小血管血液的正常循环。

白果烧腐竹

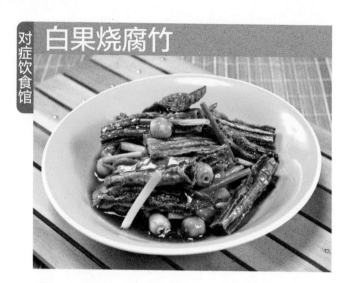

材料 干腐竹100克，白果10克，葱段、姜末各少许。

调料 大料、老抽、盐各适量，高汤1碗。

做法

① 白果敲去硬壳，用开水烫去薄皮，剥出白果仁备用；腐竹用凉水浸泡2小时至软，洗净，切段备用。

② 油锅烧热，加入腐竹段和白果仁翻炒，加入盐、大料、姜末，倒入高汤、老抽和适量水，以中火进行烧煮，待汁水收干，加入葱段，即可出锅。

> **厨房宝典** 腐竹在烹煮前宜放在凉水中浸泡至透，否则难以烧至入味。

碧绿什锦

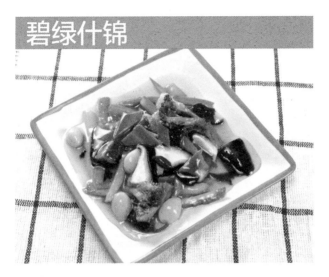

材料 西蓝花1个，竹笋段、香菇块、白果各50克，枸杞子、胡萝卜片、黑木耳丝各少许，姜2片。

调料 盐、鸡精、水淀粉各适量。

做法

① 西蓝花切成小朵，放入加少许盐的沸水中氽烫熟，取出。

② 香菇块、竹笋段、白果入沸水中氽烫一下取出；枸杞子泡软备用。

③ 锅中加入适量油烧热，爆香姜片，再放入剩余材料炒熟，调入盐、鸡精，最后用水淀粉勾芡即可。

海鲜蒸蛋

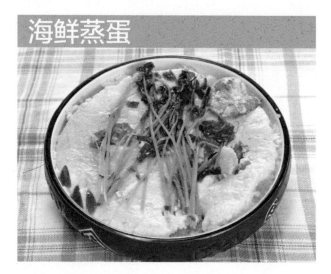

材料 鸡蛋4个，蛤蜊12个，虾仁6个，白果6粒，青菜少许。

调料 盐半小匙，香菇柴鱼露1大匙。

做法

① 蛤蜊泡1夜水吐净沙粒，与虾仁一起氽烫至蛤蜊微张口，取出，备用。

② 鸡蛋磕入碗中搅散，倒入多于3倍蛋液的水，加入全部调料搅拌均匀。

③ 将鸡蛋液与蛤蜊、虾仁、白果混合，用保鲜膜覆盖，入蒸锅以中火蒸至蛋液凝固，加入洗净的青菜，继续蒸30秒即可。

白果麦片粥

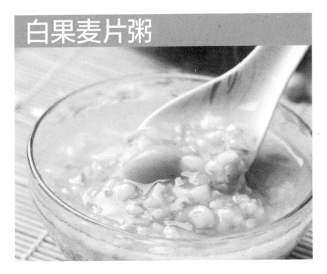

材料 大米100克，麦片50克，干白果适量。

调料 盐适量。

做法

① 大米淘洗干净，放入清水中浸泡1小时。

② 干白果去壳后洗净，放入清水中泡软后捞出。

③ 把泡软的白果放入沸水锅中氽烫，捞出沥干水分备用。

④ 锅内放入大米、清水和白果，用大火煮沸后，改用小火熬煮30分钟；接着将麦片放入锅中再煮30分钟；当米烂粥稠时，加入适量的盐调味，搅拌均匀后即可盛碗食用。

疲劳

我姓邓，今年49岁，售货员。我现在的工作是售货员，每天需要站半天，从今年开始感觉到很容易疲劳，每天稍微做一点事情就感到手脚无力，骨子里边发酸发胀，但是睡眠质量还不错。我知道自己已经处于更年期，网上说的更年期症状，除了间歇性的潮红和盗汗外，其他症状在我的身上表现得都不明显。

医师解析

更年期对于女性来说是一个比较特殊的时期，由于卵巢功能逐渐退化，雌性激素的合成也日渐减少，就会出现更年期的诸多病症。上文中邓女士的疲劳很有可能是因心阳虚而火不旺，肾之阴气上泛所导致的。所以，就需助心阳降阴，可用中药方剂调理。

饮食叮咛

日常饮食可考虑多吃些含有黄豆异黄酮的豆制品来进行调理，要保证摄取足够多的优质蛋白和蔬果。蛋白质能合成各种酶，可增强身体的抗氧化能力，消除疲劳。

128

韭 菜

|性味归经| 性温，味辛、甘，归肝、胃、肾经。

|推荐理由| 韭菜在养阳气方面具有非常显著的效果。另外，韭菜还能抗疲劳，恢复体力。

虾

|性味归经| 河虾：性微温，味甘，归肝、肾经；海虾：性温，味甘、咸，归肾、肝经。

|推荐理由| 虾具有补肾壮阳、抗早衰的作用，能增强人体的免疫力，适合心阳不足的更年期女性食用。

海 参

|性味归经| 性平，味甘、咸，归肝、肾经。

|推荐理由| 海参，味甘、咸，补肾，益精髓，摄小便，壮阳疗痿。海参具有提高记忆力、延缓性腺衰老、防止动脉硬化等作用，适合常感疲劳者食补。

虾皮烧杭椒

材料 杭椒200克，虾皮70克，葱末、姜末各少许。

调料 盐、味精各半小匙，料酒1大匙，香油1小匙，水淀粉、清汤各适量。

做法

① 杭椒去蒂、子，洗净；虾皮泡透，洗净捞出。

② 将杭椒放入油锅中滑炒至透，捞出，沥干油分。

③ 锅内留底油烧热，炒香葱末、姜末，再放入虾皮煸炒。

④ 接着烹入料酒，加入盐、味精、适量清汤和杭椒翻炒均匀。

⑤ 最后用水淀粉勾薄芡，淋上香油即可。

百花镶丝瓜

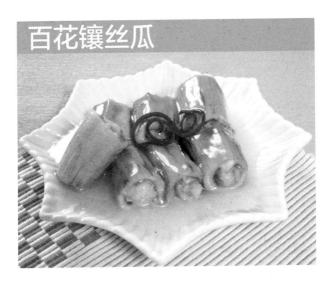

材料 丝瓜1条，虾仁250克，青豆20克，鸡蛋1个（取蛋清），胡萝卜末、红椒丝各适量。

调料 A.盐、料酒各少许，干淀粉1大匙；B.水淀粉1大匙。

做法

① 丝瓜洗净，去皮，切成3厘米长的小段，然后挖去中心的瓜瓤，在丝瓜内壁上抹上干淀粉。

② 虾仁洗净，拍碎，加入胡萝卜末、青豆以及调料A和蛋清搅匀，接着将其填入丝瓜段里，装盘。

③ 盘子移入蒸锅，大火蒸约8分钟，蒸汁倒回锅中烧热，加调料B勾芡，淋在丝瓜段上，撒上红椒丝即可。

虾仁丝瓜

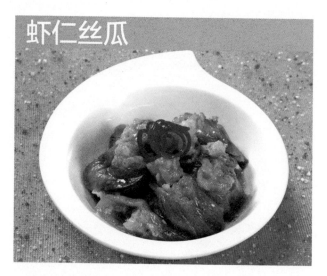

材料 虾仁150克，丝瓜100克，白茅根12克，人参、麦冬、银耳各适量，红辣椒丝10克。

调料 A.盐、香油各适量；B.水淀粉1大匙。

做法

① 虾仁洗净，拍碎；银耳去蒂后洗净，撕小朵；二者拌匀成馅料。

② 麦冬、白茅根、人参入锅中煮开，滤渣取汁。

③ 丝瓜去皮，洗净后切块，挖空，放入馅料，装盘，入蒸锅中蒸8分钟，取出，切段；蒸汁倒回锅中，加调料A和做法②的汁煮开，再加入调料B勾芡，起锅淋在丝瓜段上，撒上红辣椒丝即可。

滑蛋虾仁

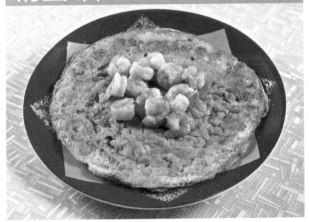

材料 虾仁100克，鸡蛋4个，葱2根。

调料 盐、白糖各1小匙，料酒1大匙，水淀粉适量。

做法

① 将虾仁去虾线后洗净，入热水中汆烫后捞出，过凉；葱洗净后切花，备用；将鸡蛋打入碗内，加入所有调料与葱花一同搅拌均匀。

② 油锅烧热，放入虾仁滑炒至熟后盛出，沥干油分，备用。

③ 锅内留底油烧热，转小火，放入拌匀的鸡蛋液，用锅铲慢慢以圆形方向轻推，至蛋定形后装盘，再将虾仁放在盘子中央即可。

香菇镶肉丸

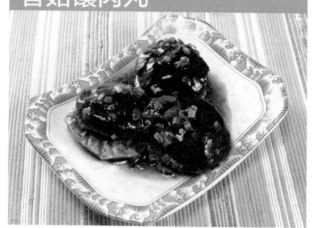

材料 猪肉末250克，虾仁100克，鲜香菇6朵，葱末、姜末、胡萝卜末各适量。

调料 A.酱油、蚝油各1小匙，料酒、香油、干淀粉各少许；B.高汤1大碗，水淀粉1小匙。

做法

① 将虾仁去虾线，拍碎；鲜香菇去蒂，洗净。

② 将碎虾仁、猪肉末、葱末、姜末以及调料A搅拌均匀，制成馅。

③ 将肉馅填入香菇中，放胡萝卜末，两两相扣，入盘，上蒸锅蒸约10分钟，取出；将蒸香菇的汤汁倒入锅中，加入调料B、葱末煮沸，淋于香菇上即可。

梅酱竹笋虾

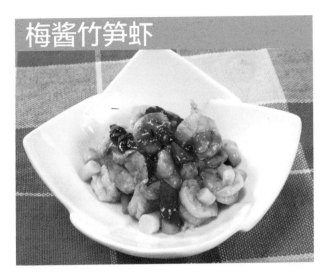

材料 竹笋450克，虾仁300克。

调料 梅酱2大匙。

做法

① 竹笋放入锅中，加水至淹过竹笋，以中火煮开后转小火煮沸约20分钟，捞出竹笋后泡入冷水中，至竹笋完全凉透后取出。

② 虾仁去虾线后洗净，备用。

③ 将竹笋去壳、削去粗皮，再切成小块后放入盘中，备用。

④ 将虾仁放入沸水中汆烫至熟，捞出后过凉，再放入装有竹笋的盘中，淋入梅酱拌匀即可。

香炒虾球

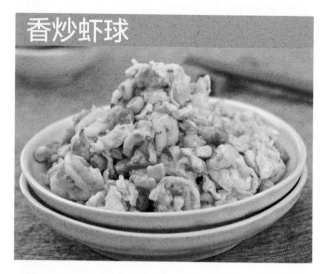

材料 豌豆、玉米粒各100克，虾仁150克，鸡蛋（取蛋清）5个，姜末少许。

调料 盐4克，胡椒粉2克，料酒1小匙。

做法

① 锅置火上，加水烧开，下青豆和玉米粒煮熟。

② 虾仁处理干净，然后将青豆、玉米粒、虾仁同放入碗中。

③ 将料酒、胡椒粉、盐、姜末以及玉米粒、青豆和虾仁拌匀，最后打入鸡蛋清搅拌。

④ 起锅热油，倒入做法③，转中火用铲子轻轻推着炒，一直到蛋液凝固即可出锅。

咖喱虾仁

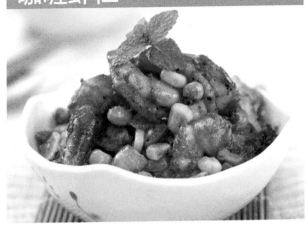

材料 大虾10个，洋葱碎50克，玉米粒100克，豌豆30克，咖喱块40克，薄荷叶少许。

调料 盐、黑胡椒碎各少许。

做法

① 大虾去虾线，洗净剥壳；玉米粒和豌豆分别入沸水锅中煮约2分钟，然后捞出过凉，备用。

② 起锅热油，放入洋葱碎炒香，然后下入咖喱块，转小火，炒至咖喱块慢慢融化。

③ 接着倒入大虾炒至出虾油，然后倒入煮好的玉米粒和豌豆翻炒片刻。

④ 调入盐和黑胡椒碎，翻炒均匀，点缀上薄荷叶。

眼睛干涩综合征

询医问诊

我姓白，今年54岁，从事行政工作多年。我从2012年3月份起，眼睛就感觉开始干涩，视力也变得模糊。后来眼睛不仅干涩还带有疼痛感，有时候都不能看电视和电脑。以前哭的时候感觉眼泪特别多，现在哭的时候明显感觉自己的眼泪没有以前多了。

医师解析

文中的白女士很可能患上了更年期干燥综合征，其最主要的特征就是"干燥"。由于身体内的外分泌腺体萎缩，分泌液包括像唾液、泪液等都会严重减少，出现一系列的"干燥"症状。中医认为，燥是无形之邪，体质阴虚、气虚的人容易产生虚热，热易伤津。本病属于中医"神水将枯症"的范畴，其病理特点是脾胃虚弱，气血生化不足；或肝肾阴虚导致气血津液亏耗，阴不足而阳有余。

饮食叮咛

适当补充B族维生素、维生素A，日常可以多食用猪肝、黄豆等食物。

草 莓

|**性味归经**| 性凉，味甘、酸，归脾、胃、肺经。

|**推荐理由**| 草莓是一种营养价值很高的水果，因而被人们冠以"水果皇后"的称号。草莓中所含的胡萝卜素是合成维生素A的重要物质，具有明目养肝的作用。

黄 豆

|**性味归经**| 性平，味甘，归脾、胃经。

|**推荐理由**| 黄豆有益气养血、润燥消水的功效，干眼症患者平时不妨多吃一些黄豆。

羊 肝

|**性味归经**| 性凉，味苦，归肝经。

|**推荐理由**| 羊肝性凉，味苦，无毒，是养肝明目的良药，患夜盲症、眼干燥症及视物昏花者适当吃些羊肝有很好的疗效。

芹菜羊肝煲

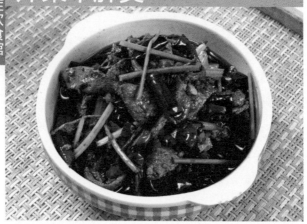

材料 羊肝200克，芹菜段100克，葱段10克，姜末、蒜末各适量。

调料 豆瓣酱1大匙，干辣椒段、花椒、料酒、盐各适量。

做法

① 羊肝用清水冲洗干净，切成片，加盐、料酒拌匀，腌渍入味。

② 油锅烧热，下入羊肝片滑油，盛出沥油，备用。

③ 锅内留底油烧热，下入姜末、蒜末、花椒、干辣椒段和豆瓣酱炒香，再下入羊肝片稍煮，加入芹菜段翻炒片刻，起锅装盘，再撒上葱段即可。

麻辣炒羊肝

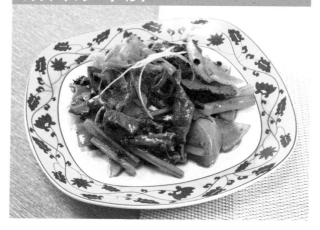

材料 熟羊肝片300克，洋葱块150克，芹菜段100克，红辣椒1个，葱白丝适量。

调料 辣椒油、胡椒粉、花椒、盐、鸡精、料酒、高汤、水淀粉各适量。

做法

① 红辣椒去蒂及子，洗净，切成丝；将盐、鸡精、胡椒粉、水淀粉、高汤调匀成芡汁，备用。

② 油锅烧热，下入花椒、红辣椒丝爆香，倒入料酒，再放入熟羊肝片、洋葱块、芹菜段，以大火翻炒均匀，倒入调好的芡汁烧至入味后起锅装盘，最后淋入辣椒油、撒上葱白丝即可。

麻香羊肝

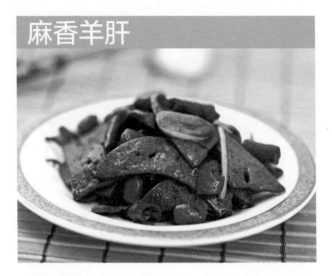

材料 羊肝350克，油炸花生仁50克，姜片、葱段、蒜末各适量。

调料 干辣椒段、盐、白糖、米醋各1小匙，味精少许，酱油、水淀粉各1大匙，料酒、高汤各适量。

做法

① 将羊肝洗净，放入沸水锅中汆烫，捞出，切片，加料酒、水淀粉、盐和植物油抓匀。

② 将料酒、水淀粉、葱段、姜片、蒜末、白糖、酱油、米醋、味精和高汤调成味汁。

③ 油锅烧热，炒香干辣椒段，放入羊肝片翻炒，再浇上做法②的味汁和油炸花生仁，拌炒均匀即可。

豌豆小米豆浆

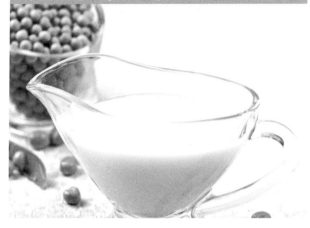

材料 黄豆60克，鲜豌豆、小米各30克。

调料 冰糖适量。

做法

① 将黄豆用清水浸泡至软，洗净；小米淘洗干净，用清水浸泡2小时；鲜豌豆洗净。

② 将泡好的黄豆、小米和鲜豌豆一同倒入全自动豆浆机中，加适量水煮成豆浆。

③ 将豆浆过滤，加冰糖调味即可。

> 厨房宝典 制作这款豆浆时，如果用富含叶酸的芦笋来代替鲜豌豆，也能取得同样的保健效果。

骨 质 疏 松

我姓唐，今年48岁，是位工人。从43岁进入更年期之后，身体状况就开始不好。刚开始感觉骨头痛，后来肌肉也跟着痛，最后变为后脚跟痛。尤其是站久或者工作时间一久就变得更加严重，去医院检查说是骨质疏松。

医师解析

更年期骨质疏松是女性在绝经后出现的一种骨量低下、骨微结构破坏，导致骨脆性增加、易发生骨折的全身性疾病。女性一般在绝经后5~10年间比较容易患骨质疏松。因为进入绝经期后，女性的卵巢功能就开始减退，体内的雌激素水平下降，雌激素与骨代谢又有着密切的联系。雌激素是维持骨骼的关键激素，它帮助钙吸收，对骨生成产生直接作用，使骨吸收和重建达到一定的平衡。所以更年期骨质疏松除了每天补充足够的钙外，还可遵医嘱采取其他方法，来预防骨量的流失。

骨质疏松患者养生食材推荐

海 米

|性味归经| 性微温，味甘，归肝、肾经。

|推荐理由| 海米中含钙量十分丰富，老年人常食海米，可预防自身因缺钙所致的骨质疏松症。做菜时放一些海米，还可以提高食欲、增强体质。

木耳菜

|性味归经| 性寒，味甘、酸，归心、肝、脾、大肠、小肠经。

|推荐理由| 木耳菜含有丰富的钙质，适宜更年期骨质疏松者日常进行食补。

苋 菜

|性味归经| 性凉，味甘、微苦，归肝、大肠、膀胱经。

|推荐理由| 苋菜的钙含量比菠菜还要高，宜放入开水中余烫后食用。

海米香脆拌豆腐

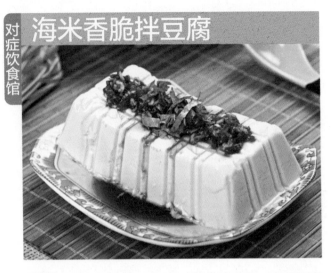

材料 海米（干虾米）10克，榨菜碎20克，内酯豆腐1盒，蒜蓉、香菜末各少许。

调料 生抽、香油各半大匙，蚝油、白糖各半小匙。

做法

① 海米用冷水浸泡10分钟后切碎，浸泡海米的水留用。

② 炒锅内放入香油烧热，放入蒜蓉、榨菜碎、海米碎炒至出香味，调入生抽、蚝油、白糖，倒入浸泡海米的水煮约2分钟，盛出放凉。

③ 内酯豆腐取出装盘，淋入做法②的味汁，撒上香菜末即可。

韭黄海米粥

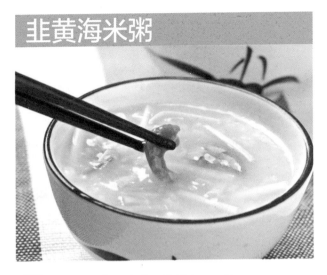

材料 大米200克，韭黄、海米各100克。

调料 盐、高汤各适量。

做法

① 大米洗净；韭黄择去坏叶，切段；海米用温水泡发洗净，沥干水分，备用。

② 把洗好的大米放入锅中，倒入适量清水，用大火煮沸后，改用小火熬煮，待煮至米烂粥稠时，关火。

③ 另取一锅，倒入高汤，加入适量盐，煮开后放入海米，用大火煮沸后倒入大米粥，搅拌均匀，待海米熟了以后，撒上韭黄段，再次搅拌均匀，待韭黄段煮熟即可。

酸辣臭豆腐

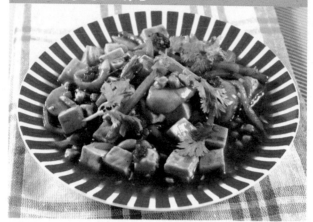

材料 臭豆腐20块，咸菜50克，猪五花肉末60克，海米10克，蒜末、香菜段各适量。

调料 A.高汤、辣椒酱、辣豆瓣酱各适量，白糖少许；B.香油少许，辣椒油、盐各适量。

做法

① 咸菜略浸泡后洗净，切丝；海米泡软后捞出，沥干水分，切成末。

② 油锅烧热，下入猪五花肉末、蒜末炒香，再下入海米末、咸菜丝，翻炒数下。

③ 加入调料A、臭豆腐块，以小火焖煮5分钟，加盐调味，淋香油、辣椒油拌匀，再撒上香菜段即可。

海米白菜肉卷

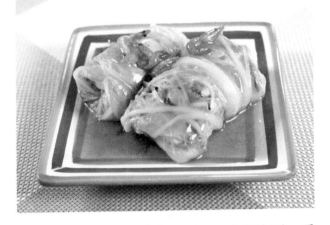

材料 猪肉馅200克，海米100克，大白菜叶5片，香菇末适量。

调料 A.盐、干淀粉、胡椒粉、香油各少许；B.蚝油、盐、白糖、胡椒粉各适量。

做法

① 海米、香菇末加入猪肉馅、调料B拌匀，做成馅料。

② 白菜叶洗净，入开水中汆烫，捞出。

③ 白菜叶摊开，在前端铺上适量馅料，卷成圆筒状，入盘，再移入蒸锅蒸至熟，取出，倒出汤汁。

④ 起锅热油，爆香海米，倒入做法③的汤汁、调料A，做成薄芡，最后淋于白菜卷上即可。

腹 泻

我姓温，今年60岁，是位退休工人。我从进入更年期开始，就觉得自己的肚子经常出现状况，曾经吃过一段时间的中药调理，但是不管用，现在如果多吃一些肉类就会腹痛，不久便会腹泻。我平时比较注意饮食方面的营养搭配，多多少少会有肉类的摄入。最近气温逐渐回升，荤菜本来就已经很少吃了，可是只要沾一点荤菜，就会腹泻，我很害怕自己不吃荤菜会营养不良。

医师解析

步入更年期，会给消化器官带来很大的影响，消化功能也开始减弱。如果加上饮食无规律、进食过多、进食不易消化的食物，就可能引起腹泻，而且还会出现腹胀、腹痛、胃灼热、呕吐等一系列症状。所以日常应合理膳食，少食或不食生、冷、不易消化的食物。

饮食叮咛

饮食以少油腻、少渣滓、高蛋白、高热量、高维生素为主。

扁 豆

|性味归经| 性温，味甘，归脾、胃经。

|推荐理由| 扁豆有健脾和中与消暑化湿两大功效，适合腹泻患者食用。

栗 子

|性味归经| 性温，味甘、平，归脾、胃、肾经。

|推荐理由| 栗子是我国特产，素有"干果之王"的美誉。栗子治疗腹泻的功效显著，慢性腹泻患者可经常食用。

榛 子

|性味归经| 性平，味甘，归脾、胃经。

|推荐理由| 榛子具有益气力、补脾胃的功效。脾虚型腹泻患者，可用榛子仁，炒焦黄，研细末，每次1小匙，每日2次，空腹以红枣汤调服。

香菇栗子烧

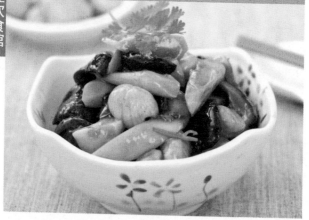

材料 新鲜栗子300克，干香菇8朵，绿竹笋1根，姜2片，香菜叶少许。

调料 酱油1大匙，醪糟2小匙，盐适量，白糖半小匙，红糖少许。

做法

① 干香菇洗净，放入水中，加白糖泡软，去蒂，对半剖开。

② 栗子放入蒸锅蒸熟；绿竹笋洗净，切块。

③ 锅中下入姜片炒香，放入香菇和笋块稍炒，放入酱油、醪糟、红糖、盐、水以小火烧15～20分钟。

④ 加熟栗子，大火煮5分钟，盛出加香菜叶点缀即可。

栗子白菜

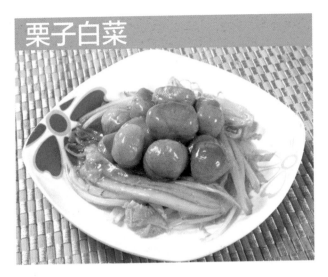

材料 大白菜1棵，栗子50克。

调料 盐、酱油各1小匙，水淀粉1大匙。

做法

① 栗子放入水中，浸泡约1小时，洗净，备用。

② 锅中加水，注意水要盖过栗子，用大火煮熟，取出栗子，备用。

③ 大白菜对半剖开，切成长条，在加盐的开水中余烫一下，然后捞起，备用。

④ 另起锅，倒入少量油，大火烧热，把栗子和大白菜条一起倒入锅内，再加酱油、盐、水淀粉烧熟即可出锅装盘。

凉拌扁豆

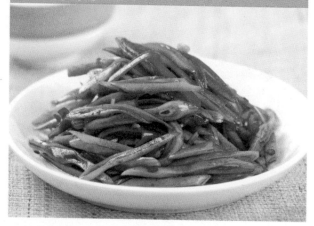

材料 扁豆300克，红辣椒适量。

调料 A.辣椒酱、白醋、盐各1小匙，白糖1大匙；B.香油1小匙。

做法

① 扁豆去两端及老筋，洗净切丝，放入开水中汆烫至熟，捞出，放入凉开水中浸泡，捞出沥干，装盘。

② 红辣椒洗净切丝，入扁豆丝的盘中，加入调料A拌匀。

③ 食用前淋入调料B即可。

> 厨房宝典 在做这道菜时，最好抽去扁豆的老筋，这样吃起来口感才好。另外依据个人的喜好，可以加入各种彩椒丝，使菜品看起来更诱人。

154

蟹香扁豆炒鸡蛋

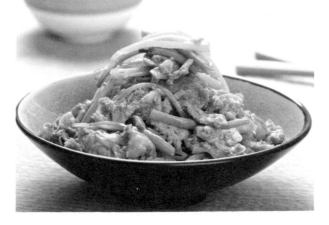

材料 扁豆150克，鸡蛋3个，葱适量。

调料 蟹酱3大匙，盐、味精各适量。

做法

① 扁豆洗净后切丝；鸡蛋打入碗中，加入蟹酱搅拌均匀；葱洗净，切末。

② 油锅烧热，倒入鸡蛋炒熟后盛出，备用。

③ 另取锅入油烧热，放入葱末炒香，放入扁豆丝，加少许盐翻炒均匀。

④ 待扁豆丝炒熟后放入炒好的鸡蛋，加入味精调味，翻炒均匀即可。

便 秘

我姓邱，今年46岁，我现在已经步入更年期了，为了防止一些更年期不适症状，我提前在药店买了很多预防更年期不适的保健品每天服用。最近一段时间，我变得特别爱睡觉，而且很久没有大便了，我有点担心是不是因为药品引起的排便困难，还是身体出现了什么问题，以前从来没出现过这种事情。

医师解析

进入更年期的女性肠道趋于老化，出现便秘是很正常的现象。邱女士已经意识到自己进入更年期了，而且也足够重视，但不应过多服用保健品。很久没有顺利排便，首先要明确是否和服用药物导致身体不适有关。如果不是药物的原因，那很可能就是更年期的原因。除了更年期自主神经功能紊乱之外，一些疾病或是生活中的不良习惯和精神压力也会造成便秘，关键是找对便秘的原因是什么。

饮食叮咛

平时多喝水，早上可空腹喝一杯淡盐开水。

猕猴桃

|性味归经| 性寒，味甘、酸，归胃、膀胱经。

|推荐理由| 猕猴桃是我国的特种水果之一。猕猴桃含多种维生素，可以润燥通便。

香 蕉

|性味归经| 性寒，味甘，归肺、胃、大肠经。

|推荐理由| 香蕉盛产于热带、亚热带地区，因它能解除忧郁而被称为"快乐水果"。香蕉具有润肺、滑肠、解酒及降压等作用。

玉 米

|性味归经| 性平，味甘，归大肠、胃经。

|推荐理由| 玉米对于降低血脂、减少动脉粥样硬化有良好的效果。玉米富含膳食纤维，可促进肠胃蠕动，有效防治便秘。

吉利芋球

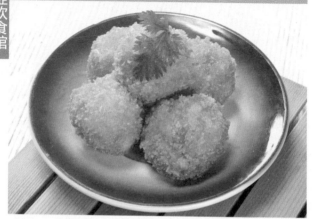

材料 土豆200克，玉米粒80克，胡萝卜末50克，青豆、玉米粉、面包粉各适量，香菜叶少许。

调料 白糖、面粉各适量。

做法

① 将土豆去皮后洗净，入锅中蒸熟取出，压成泥状；玉米粒、青豆洗净后入沸水中汆烫至熟透，捞出。

② 将土豆泥、熟玉米粒、熟青豆、胡萝卜末、玉米粉搅拌均匀；面粉加适量水拌匀成面糊，备用。

③ 将拌好的土豆泥挨个做成球，再分别裹上一层面糊，沾上一层面包粉；然后放入热油锅中，用中火炸至呈金黄色后取出装盘，再撒上白糖和香菜叶即可。

蜂窝玉米

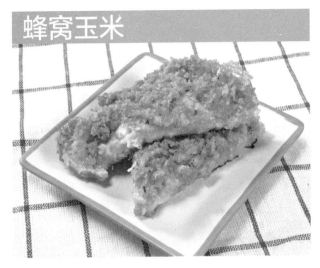

材料 糯玉米粒50克，鸡蛋（打散）1个。

调料 白糖30克，奶酪粉、玉米淀粉、面粉各20克，泡打粉5克。

做法

① 将奶酪粉、玉米淀粉、面粉、鸡蛋液、泡打粉放入碗中调成浆；糯玉米粒洗净后入沸水中氽烫至熟，捞出后沥干水分，用刀略剁几下，备用。

② 将玉米粒放入面浆中搅匀，用手将面浆中的玉米粒抓出；然后放入热油锅中小火炸制，边炸边用手淋入少量面浆，使锅中形成"蜂窝状"，待"蜂窝"酥脆时盛出，沥油，切块装盘，撒上少许白糖即可。

红烧素香面

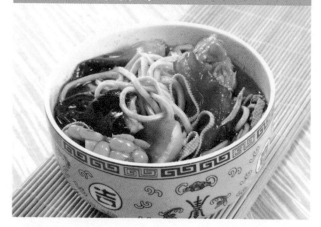

材料 面条200克，干香菇、番茄块、新鲜玉米粒、豆皮丝、小油菜各适量。

调料 辣豆瓣酱、酱油各3大匙，冰糖2大匙，素高汤、香油各适量。

做法

① 干香菇充分泡软，去蒂后洗净；小油菜洗净。

② 油锅烧热，放入所有调料煮开，再加入除小油菜、面条外的所有材料，小火烧至入味，盛出后作为汤料，备用。

③ 另起锅，放入适量清水烧开，下入面条煮熟，再放入小油菜略煮，盛入碗中，再淋上汤料拌匀即可。

麻辣豆浆火锅

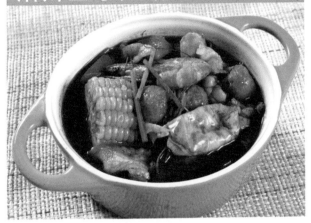

材料 虾、鱼丸各150克，猪瘦肉50克，玉米1根，圆白菜叶30克，胡萝卜块、葱段各适量。

调料 豆浆、高汤各2杯，盐、辣油、香油、白糖、醪糟各1大匙，花椒适量。

做法

① 圆白菜叶洗净，撕成小片；玉米洗净，切块；虾挑去虾线，洗净；鱼丸洗净；猪瘦肉洗净，切片备用。

② 锅置火上，倒入豆浆、高汤及其他所有调料，以大火煮沸，再放入葱段、圆白菜片改中火，煮5分钟，然后加入鱼丸、玉米块、虾、胡萝卜块和猪瘦肉片煮熟入味即可。

金枪鱼蔬菜沙拉

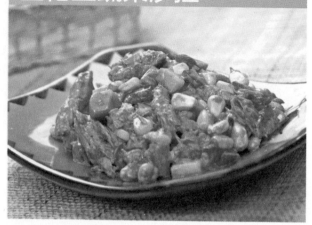

材料 金枪鱼罐头1罐，火腿丁150克，黄瓜丁80克，甜玉米粒、红椒丁各30克。

调料 盐2克，白胡椒粉少许，橄榄油、柠檬汁、白糖、番茄酱各适量。

做法

① 金枪鱼从罐头盒中取出，沥油。

② 取一个小碗，放入所有调料，搅拌均匀做成沙拉酱汁。

③ 将金枪鱼、黄瓜丁、红椒丁、火腿丁、甜玉米粒放入一个大的容器里，浇上做法②的沙拉酱汁，搅拌均匀即可。

玉米肉末粥

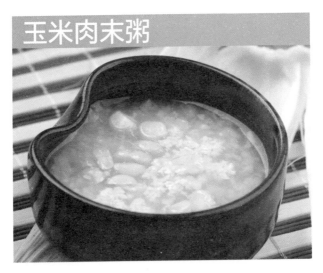

材料 猪肉50克，玉米粒30克，大米100克。

调料 盐（白糖）适量。

做法

① 将猪肉冲洗，并将整块置于水中煮烂，取出后剁烂成末。

② 大米和玉米粒洗净后，放入锅中加适量水煮粥，待粥黏稠后加入猪肉末，再煮片刻，最后撒入盐或白糖调味即可。

> **厨房宝典** 熬玉米粥时可适量加碱，这样玉米中大量游离的烟酸才能从结合型中释放出来，从而被机体吸收利用。

消化不良

我姓陈，今年49岁，是位教师。进入更年期，我感觉自己不敢吃太多东西了，稍微吃一点点就不消化，肠胃特别难受。晚上稍微吃多点，腹部不舒服的感觉更明显，时不时地疼痛，感觉自己的胃被撑得满满的，特别胀而且还会出现反酸、嗳气的现象。躺也躺不住，只能坐起来，一晚上折腾好多次，特别影响睡眠。

医师解析

女性进入更年期之后，结肠黏膜腺体开始萎缩，分泌液就会减少，肠道的蠕动也变得比较迟缓，很容易出现消化不良。更年期胰腺功能开始老化，从而间接减弱了消化功能。上文中陈女士所表现的正是消化不良现象。

消化不良者饭后最好不要静坐不动或卧床而睡，可以和家人一起去散步20～30分钟，有助于食物的消化吸收，也能缓解病情。

白 菜

|性味归经| 性微寒，味甘，归肺、胃、膀胱、大肠经。

|推荐理由| 白菜中含有大量的膳食纤维，可促进胃肠蠕动，帮助消化，防止大便干结。

鸡内金

|性味归经| 性平，味甘，归脾、胃、小肠、膀胱经。

|推荐理由| 鸡内金是中医常用的助消化药，可增加胃液和胃酸的分泌量，加强胃的消化功能，促进胃蠕动，改善消化不良。

木 瓜

|性味归经| 性温，味甘、酸，归肝、脾经。

|推荐理由| 未成熟的木瓜含有两种酶类，一种叫木瓜蛋白酶，另一种叫木瓜醇素，这两种物质可将脂肪分解成脂肪酸，促进机体对食物的消化和吸收。

白菜烧丸子

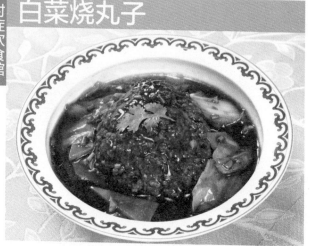

材料 猪肉末、大白菜片各300克，胡萝卜片20克，鸡蛋1个（取蛋清），姜末15克，葱末10克，香菜叶少许。

调料 A.盐半小匙，白糖2小匙，酱油、醪糟、干淀粉各1大匙，白胡椒粉半小匙；B.酱油3大匙，高汤100毫升，白糖半小匙；C.水淀粉1大匙。

做法

① 大白菜片余烫至软；猪肉末加调料A、蛋清、葱末、姜末拌匀，搓成肉丸，以小火炸熟。

② 砂锅中放入调料B、大白菜片、肉丸和胡萝卜片以大火煮开，再用水淀粉勾芡，撒上香菜叶即可。

三下锅

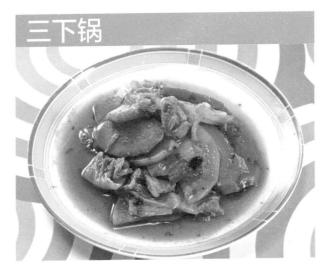

材料 五花肉200克，大白菜5片，白萝卜、胡萝卜各半根，葱花适量。

调料 辣豆瓣酱2大匙，花椒、盐、白糖各适量。

做法

① 五花肉去皮、洗净后切成片；大白菜洗净后切大块；白萝卜、胡萝卜均洗净后去皮，切长片。

② 油锅烧热，放入五花肉片煸炒，至肉色变白时放入大白菜块、白萝卜片、胡萝卜片炒熟，盛出。

③ 油锅继续倒油烧热，放入花椒、辣豆瓣酱炒香，然后放入做法②中炒熟的材料同炒，并加入剩余调料同烧至入味，最后撒入葱花即可盛出。

红烧狮子头

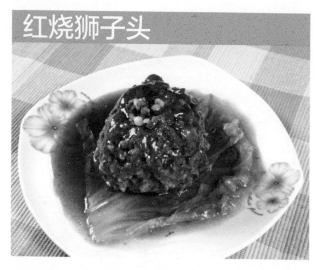

材料 猪肉末150克，荸荠末50克，大白菜半棵，姜片、姜末、葱末各适量，鸡蛋1个（打散）。

调料 料酒、盐、酱油、白糖、干淀粉各适量。

做法

① 猪肉末加适量水、荸荠末、鸡蛋液、料酒、干淀粉和姜末拌匀，略腌渍至入味后捏成肉丸。

② 油锅烧热，下肉丸，炸至表面金黄捞出。

③ 锅留底油烧热，下姜片炒香，再放盐、料酒、白糖、酱油和适量水烧开，放入肉丸以小火烧至入味。

④ 大白菜叶洗净，入热水锅中略氽烫，捞出后铺在盘底，放上肉丸，再撒上葱末即可。

白菜粥

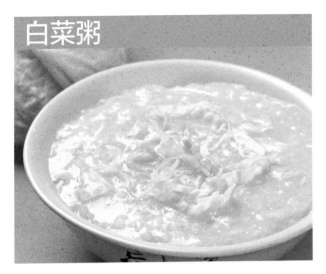

材料 大米200克，白菜300克，鸡蛋2个，葱、姜各适量。

调料 盐、酱油、鸡精各适量。

做法

① 大米淘洗干净，浸泡1小时；白菜取心切成细丝；葱、姜分别切丝；鸡蛋打入碗中，打散后备用。

② 锅内放油烧热，放入葱丝和姜丝爆炒出香味后，放入白菜丝，倒入酱油，不断翻炒，当白菜丝将熟时，加入盐和鸡精，炒熟后盛出备用。

③ 另取一锅，放入大米后，倒入清水，煮至粥熟，然后加入蛋液和白菜丝，搅拌均匀即可。

鸡内金健脾汤

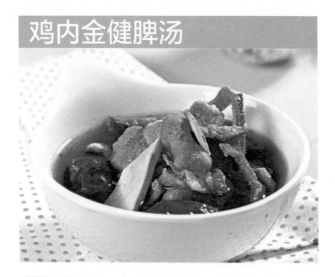

材料 猪瘦肉400克，鸡内金8克，怀山药20克，西洋参片5克，陈皮3克，红枣2颗。

调料 盐少许。

做法

① 猪瘦肉用清水冲洗干净，切薄片，再用沸水汆烫一下备用。

② 鸡内金用清水洗净，然后浸泡20分钟至微软；怀山药、陈皮、红枣洗净，用清水浸泡10分钟；西洋参片用清水稍微冲洗一下，备用。

③ 把所有材料放进汤锅中，加入2500毫升水，大火煮开，转小火煲2小时，加盐调味即可。

木瓜银耳糖水

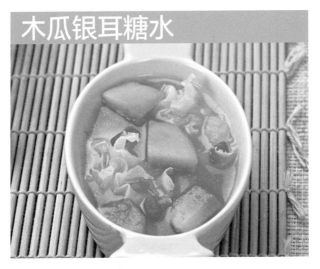

材料 木瓜半个，银耳1朵，枸杞子适量。

调料 冰糖适量。

做法

① 银耳用冷水浸泡至完全泡发，去掉黄色的蒂部，撕成小朵。

② 木瓜去皮去子，切成小块；枸杞子泡软。

③ 银耳放入砂锅中，加入足量冷水，大火煮开，调成小火焖煮30分钟，加入冰糖继续煲煮至汤汁黏稠。

④ 汤中加入木瓜、枸杞子一起煲煮10分钟即可。

更 年 期 肥 胖

我姓刘，自从40岁之后，我发现自己的体重一天
天增加，腰围一天天变粗，心里十分苦恼。原来苗条
的身材不见了，很多喜欢的衣服也不能买了，隐隐约
约觉得老公看我也没有之前欣赏的眼神了。我还发现
自己变得特别喜欢吃甜的东西，以前从来不吃，最近
也改变了胃口，现在开始讨厌自己这张嘴了。

医师解析

更年期会出现卵巢功能减退、雌激素分泌量减
少的现象，雌激素可以促进体内脂肪代谢和防止高脂
血症的形成。因为雌激素水平的降低，所以更年期很
容易发胖。再加上进入更年期的女性情绪不稳定，对
许多事情没有兴趣，不锻炼身体，致使促进食欲的神
经类物质增多，使她们的食量增加，因此就更容易变
胖了。

饮食叮咛

要少吃热量和脂肪含量高的食品，多吃热量低的
蔬菜和水果。

更年期肥胖者养生食材推荐

瘦牛肉

|性味归经| 性温，味甘，归脾、胃经。

|推荐理由| 瘦牛肉所含脂肪较少，但能量较多，所以，减肥的人群可适当吃一些瘦牛肉来保证能量的摄入。

辣 椒

|性味归经| 性热，味辛，归心、脾经。

|推荐理由| 辣椒所含的特殊物质，能加速新陈代谢，从而起到减肥作用。更年期女性如果肥胖，日常可以适量吃一点辣椒。

空心菜

|性味归经| 味甘，性微寒，归肝、心、小肠、大肠经。

|推荐理由| 空心菜所含的烟酸能降低血胆固醇水平，所以具有降脂减肥的功效，适宜更年期肥胖女性在减肥期间食用。

煎酿丝瓜

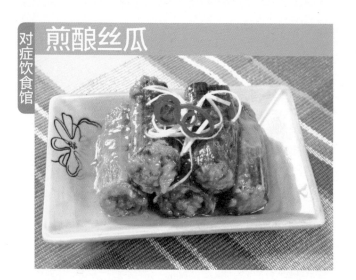

材料 丝瓜400克，牛肉末200克，葱丝、红辣椒圈各少许。

调料 A.盐、味精、白糖、水淀粉各适量；B.醪糟、高汤、干淀粉各适量。

做法

① 丝瓜去皮后洗净，挖去瓤后切段。

② 牛肉末加调料A拌匀，略腌渍入味；然后装入丝瓜筒内，再将丝瓜段均匀裹上一层干淀粉，备用。

③ 油锅烧热，下入丝瓜段煎至两面金黄，捞出后放入盘中；锅内留底油烧热，调入醪糟和高汤烧沸，再起锅浇至丝瓜段上，最后撒上葱丝、红辣椒圈即可。

牙签牛肉

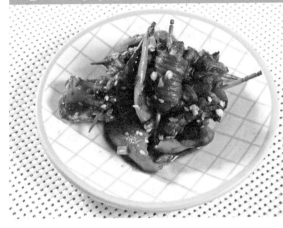

材料 净牛柳肉长片250克，净青椒块60克，蒜末、葱花各适量。

调料 料酒、白糖、盐、酱油、味精、胡椒粉、干辣椒段、香油、干淀粉各适量，熟白芝麻少许。

做法

① 牛柳肉长片加盐、料酒和干淀粉拌匀，腌渍约8分钟，再用牙签将其穿上，制成牛肉串。

② 锅内倒入适量油烧热，下入干辣椒段、蒜末、葱花炒香，再加入牛肉串、青椒块炒熟，然后放入料酒、白糖、盐、酱油、味精、胡椒粉、香油炒匀，再撒上熟白芝麻即可装盘。

空心菜梗小炒

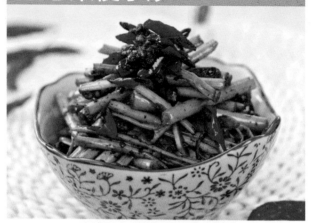

材料 空心菜300克，干辣椒30克，蒜50克。

调料 盐、白糖、生抽、醋各适量，豆豉50克。

做法

① 将空心菜择洗干净后，摘取菜梗，将菜梗洗净，控水，切成小段；蒜去皮，切末；豆豉略斩剁；干辣椒去蒂、去子、剪成椒丝状，备用。

② 烧热油锅，油温三成热时将豆豉下锅稍煸，下入蒜末及辣椒丝煸香，将空心菜梗段倒入锅中，大火快炒，沿锅边淋入醋炒匀。

③ 调入白糖、盐、生抽快速翻炒至菜梗水分煸出，即可出锅盛盘。

青椒火腿土豆片

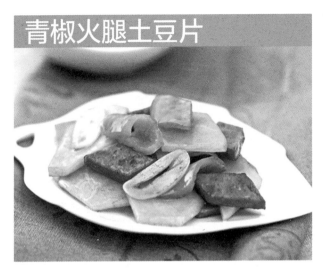

材料 土豆250克，青椒、熟火腿各100克，蒜片少许。

调料 盐少许，味精、酱油、香油、蚝油各适量，高汤1小碗。

做法

① 土豆去皮洗净，切片；青椒去子，洗净，切片；火腿切片。

② 油锅烧热，下蒜片爆香，放入土豆片煸炒至七分熟，再下入青椒片、火腿片翻炒均匀，调入盐、蚝油、酱油，倒入高汤，小火稍煮，放入味精、淋入香油即可。

青红椒拌白菜心

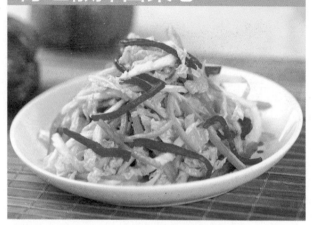

材料 新鲜白菜300克，青椒、红椒各30克。

调料 盐、味精、白糖、香油各适量。

做法

① 剥掉白菜的外帮，并把菜根切掉，留下内心清洗干净。控干水分后把菜心切成细丝，用盐稍微腌制10分钟。

② 把青椒、红椒分别去子，放入水中洗净，再放入开水中汆烫3分钟，沥干水分后切成丝，同白菜放在一起腌制。

③ 10分钟后将盐水倒掉，用白糖、味精、香油调味，搅拌均匀即可食用。

蒜香空心菜

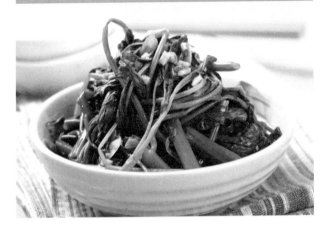

材料 空心菜300克，蒜适量。

调料 白糖、盐、生抽、醋各适量，香油少许。

做法

① 将空心菜去掉根部，冲洗干净；蒜去皮，切碎备用。

② 洗净的空心菜入沸水中氽烫至变色，捞出，过凉，沥干水分，切成段。

③ 碗内加入生抽、醋、盐、白糖和香油调成味汁，备用。

④ 将切好的空心菜摆放入盘中，放入蒜碎，然后淋上调好的味汁拌匀即可。

水 肿

我姓王，今年45岁，是位电子工程师。最近我的身体不知道是怎么回事，每天中午休息的时候，就看见自己的脸明显肿起来了。这种症状持续好几天了，单位同事都问我怎么回事，可是我自己真的不知道怎么了，上网一查，说什么的都有，让我更糊涂了。我想这么点小事，也懒得去医院，结果，水肿得越来越厉害，症状也不是每天都有，隔一段时间就消失了，过一段时间又出现了。

医师解析

水肿是由水盐代谢紊乱而引起的症状，是皮肤内部发生细胞外液在皮下间隙异常增多。特发性水肿一般不会有十分严重的后果。就像王女士表现出来的病情一般会出现周而复始的情况，但不会有明显的进展，慢慢地就会自愈。所以别太担心，保持平和心境即可。

饮食叮咛

宜多吃具有润肠通便作用的食物，利用食物的补养功效排出体内的代谢垃圾。

水肿患者养生食材推荐

茄 子

|性味归经| 性微寒，味甘，归胃、大肠经。

|推荐理由| 茄子是为数不多的紫色蔬菜之一。它不仅味美价廉而且营养丰富。茄子具有利水、消肿的功效，所以出现水肿的女性不妨经常食用茄子。

桑 葚

|性味归经| 性寒，味甘、酸，归肝、肾经。

|推荐理由| 桑葚具有提高人体免疫力、生津止渴、利水消肿、润肠祛燥、补血滋阴等功效，适宜水肿者食用。

鲤 鱼

|性味归经| 性平，味甘，归脾、肾经。

|推荐理由| 中医认为，鲤鱼具有滋补健胃、利水消肿、止嗽下气的功效。鲤鱼可以辅助治疗水肿、腹胀、少尿、黄疸等症。

肉末茄子

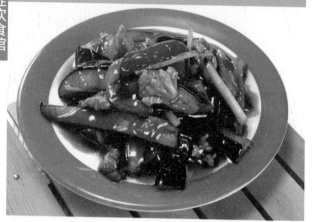

材料 茄子5个，肥肉末150克，西蓝花50克，葱段、青椒条、红辣椒条、蒜末各20克。

调料 A.酱油、干淀粉各1大匙，盐、鸡精、白糖各半小匙；B.甜面酱、醪糟各1大匙，酱油1小匙；C.水淀粉1大匙。

做法

① 茄子洗净，切长条，放入热油锅中以大火炸至定形，捞出；西蓝花洗净，切小朵。

② 起锅热油，爆香蒜末，下肥肉末和调料A炒匀；然后放茄条、葱段、青椒条、红辣椒条、调料B烧开，下西蓝花煮10分钟，最后淋上调料C，烧至收汁即可。

香菇拌茄泥

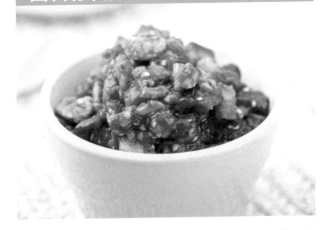

材料 紫茄子块250克，香菇丁（泡发）、猪瘦肉丁、青椒丁各50克，葱末、姜末、蒜末各适量。

调料 盐、花椒油、味精、酱油、清汤各适量，料酒、白糖、水淀粉各少许。

做法

① 茄子块隔水蒸熟，取出装盘，捣成泥状。

② 油锅烧热，下入葱末、姜末、蒜末爆香，再放入除茄子泥外的所有材料翻炒至熟。

③ 然后调入除水淀粉外的调料，搅匀，用水淀粉勾芡，倒在茄泥上即可。

鱼香茄子

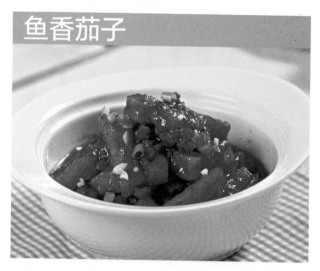

材料 长茄子300克，姜末、蒜末、葱末各适量。

调料 盐少许，豆瓣酱、干淀粉、醋、酱油、白糖各适量。

做法

① 长茄子洗净，对半剖开，切条，略沾上一层干淀粉，放入油锅炸透，捞出，备用。

② 锅留底油烧热，下入豆瓣酱煸炒至出红油，放入姜末、蒜末炒香。

③ 然后放入盐、酱油、白糖、醋和茄子条略翻炒，出锅前撒上葱末即可。

鲤鱼冬瓜汤

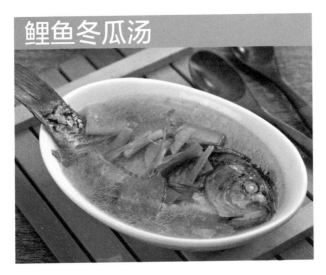

材料 鲤鱼、冬瓜各500克，葱段、姜片各适量。

调料 盐、味精、料酒各适量。

做法

① 鲤鱼处理干净，冬瓜去皮切片，加料酒和姜片一起放入锅中加适量清水煮汤。

② 煮至汤色发白后，放入盐、味精，撒上葱段点缀即可。

厨房宝典 去鲤鱼"白筋"的方法是，在鲤鱼身体两侧靠近鳃和尾处各横切一刀（不能切透），然后从切口处找到两根"白筋"的头，将它们抽出来。

红烧鲤鱼

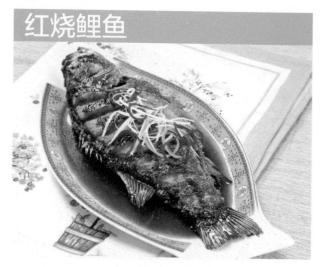

材料 鲤鱼1条，姜丝、葱丝、青椒丝、红椒丝各适量。

调料 面粉、白糖、醋、料酒、酱油、盐各适量。

做法

① 将鲤鱼处理干净后洗净，加适量姜丝、葱丝、料酒、盐拌匀，腌渍约15分钟，再均匀地抹上面粉，备用。

② 将鲤鱼放入油锅中炸3分钟，捞出后沥干油分。

③ 锅内留底油烧热，放剩下的姜丝、葱丝和青、红椒丝爆香，再放入酱油、料酒、白糖、醋煮开，最后放入鲤鱼和适量水烧至入味即可装盘。

肉末烧鲤鱼

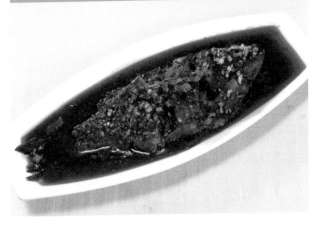

材料 鲤鱼1条（约750克），五花肉末100克，葱花、姜末、蒜末各适量，香菜叶少许。

调料 酱油、醋、盐、料酒、白糖、味精、泡椒碎、豆瓣酱各适量。

做法

① 鲤鱼处理干净，身体两面切花刀，用盐腌渍入味。

② 油锅烧热，将腌好的鲤鱼煎至两面浅黄，盛出。

③ 锅留底油，放入五花肉末炒酥，再下入泡椒碎、豆瓣酱、姜末、蒜末炒香；放入煎好的鲤鱼，加酱油、料酒、盐、醋、白糖、味精烧至入味，待汤汁将干时撒入葱花拌匀，最后撒上香菜叶即可。

皱 纹

我姓郭，今年25岁，是做行政工作的。我妈妈今年52岁，已经到了更年期的年龄。由于公司的决定，我在国外3年没有回过家。3年之后，看见妈妈的那一刻，我惊呆了，岁月已经把妈妈完全变了个样子，皱纹布满双眼角，悬垂的眼袋使她苍老了很多。

医师解析

下眼睑出现眼袋和皱纹是所有更年期女性最不想看到的，因为它们影响面部美观，使人显得老态龙钟。究其原因是什么呢？随着年龄的增加，皮肤、皮下组织、肌肉及其相关支撑结构都会发生衰老，面部就会出现皱纹；如果下眼睑的皮肤开始变薄、弹性降低，脂肪增多，就会出现眼袋。

面部有皱纹者应少烹饪高温油炸的食品，因为食用油在高温的催化下，会释放出含有丁二烯成分的烟雾，而长期大量吸入这种物质会促进面部生成皱纹，而且油炸的食物本来也应少吃。

葵花子

|性味归经| 性平，味甘，归大肠经。

|推荐理由| 葵花子含有不饱和脂肪酸，具有抗衰老的功效，适合更年期皱纹较多的女性进行食补。

酸 奶

|性味归经| 性平，味酸甘，归心、肺、胃经。

|推荐理由| 酸奶中含有的乳酸及其他一些有机酸如柠檬酸等，有助于软化皮肤的黏性表层，去掉死去的旧细胞。日常还可用酸奶做面膜。

松 子

|性味归经| 性温，味甘，归肝、肺、大肠经。

|推荐理由| 松子的特点是脂肪含量特别丰富，而且这种脂肪大部分为不饱和脂肪酸，可以润泽皮肤，减少皱纹的产生。

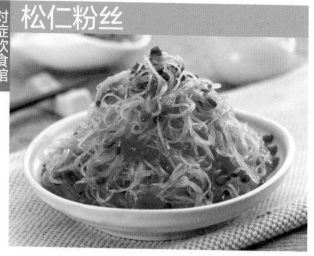

材料 松仁150克，粉丝200克，姜、葱各适量。

调料 豆瓣酱、盐、味精、白糖、香油各适量。

做法

① 油锅烧热，松仁炸熟；粉丝泡发，沥干；姜去皮切末；葱切花。

② 另起油锅烧热，加豆瓣酱、姜末、葱花炒香，放粉丝炒透；再加盐、味精、白糖，翻炒数次，淋香油，撒松仁便可。

> **厨房宝典** 粉丝一定要泡透才易入味；松仁在三成热的油中炸酥才好。

对症饮食馆

松仁粉丝

松子香蘑

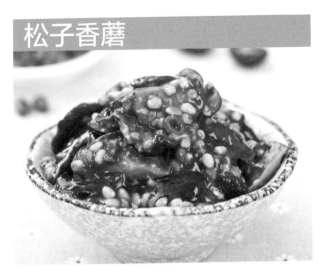

材料 松仁50克，水发香菇500克，葱末适量，姜末5克。

调料 鸡汤1小碗，料酒、水淀粉各1大匙，盐适量，味精、香油、白糖、红糖各少许。

做法

① 将水发香菇洗净，切块。

② 油锅烧热，爆香葱末、姜末，放入松仁翻炒均匀，直至出香味。

③ 加入鸡汤、料酒、白糖和盐一起烧开，用红糖把汤调成金黄色，把味精、水发香菇块放入汤内，用小火煨15分钟，用调稀的水淀粉勾芡，淋入香油即可。

芹菜柿子饮

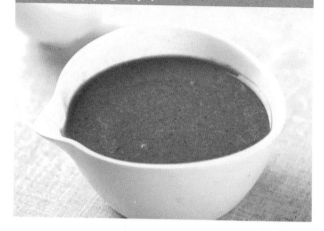

材料 芹菜40克，柿子1个（约200克），柠檬半个，酸奶1杯。

调料 冰块、白糖各适量。

做法

① 芹菜洗净，切小块；柿子、柠檬分别去皮，切小块，备用。

② 将芹菜块、柿子块、柠檬块一同放入榨汁机中榨成汁。

③ 倒出榨好的蔬果汁，加入酸奶、适量冰块和白糖，调匀即可。

专题 3 男性也有更年期

男性更年期自测题

序号	项目
1	口味改变。
2	睡觉的量开始减少，早睡早醒是最主要的特征。
3	精力不如从前，经常会有力不从心的感觉。
4	记忆力减退，总是丢三落四。
5	视力明显减弱，原来的眼镜已经看不清刊物等，不戴眼镜反而变得更清楚，而且眼睛容易疲劳，稍微用眼，就会有头痛的感觉。
6	听力也明显减弱。
7	牙齿出现开始松动脱落，一些较硬的食物也不能再咬了。
8	性欲降低，性生活也变得越来越少。

男性更年期

男性更年期是指男性到了50岁以后，雄激素逐渐下降，身体机能也渐渐减退引起的一系列生理变化和临床症状。

时间：男性更年期出现的时间有个体差异，据统计，一般是在55～65岁。

临床表现：焦虑不安、忧郁；身体发福、头发开始变白、牙齿开始松动脱落、性欲明显降低等。

男性更年期与女性更年期的差异

◎时间差异。女性的更年期一般发生在55岁之前，而男性往往从55岁左右才开始。更年期是每位女性必须要经历的阶段，而男性有很明显的个体差异，有些男性甚至不会有更年期。

◎发生因素的差异。男性更年期的发生受多种因素影响。女性更年期的发生与卵巢内卵泡功能降低、雌激素水平突然大幅度下降有明确关系；而男性更年期除了与雄激素水平下降有关外，很大程度上还受其他内分泌功能的变化以及慢性疾病、药物、不良生活嗜好等因素的影响。

◎症状表现上的差异。尽管男性和女性在更年期都有疲倦乏力、心悸失眠、阵发性潮热、情绪变化、性能力减退等相同的临床表现，但男性的症状没有女性那么明显和严重，这也是多数进入更年期的男性不易发现自己身体和情绪改变的原因。

男性更年期——再也无法恢复的青春

男性进入更年期，大脑功能会下降，注意力和语言技巧随年龄不会有太大的改变，但是存储和提取信息的能力有所下降，但是不会太明显。

更年期男性心理变化早知道

更年期男性的心理变化主要表现在两个方面：一是心境，二是情绪。例如，容易抑郁、容易激动、烦躁不安、神经多疑、多愁善感等。这些症状虽然没有女性那么明显，但如果得不到及时的治疗，就可能会发展成为精神疾病。即使没有发展到这么严重的程度，也会给他们的生活带来很多困扰。

顺利走出男性更年期

即将或者已经步入更年期的男性，该如何预防和保健才能顺利地度过更年期呢？可以按照以下原则去做。

修得一颗"平常心"

对自己不要太苛刻，给自己定的目标是自己可以完成的；对他人的期望值不要太高，每个人都有自己的个性，没必要要求别人和自己一样；闲事不要管太多，尽量不要关注太多事情，这样才不会有太大的精神负担；多奉献，学会为别人付出，在付出的过程中体现自己的价值所在。

拥有乐观的情绪

◎养成乐观的性格，使自己成为一个乐观诙谐、风趣幽默、性格开朗的人，凡事不要计较太多。

◎培养兴趣爱好。体验不同的生活方式，感受不同的兴趣爱好，这样可以大大分散郁闷、烦恼的情绪，用乐趣驱散生活的阴霾。

◎注重交际。人的交际过程就是彼此互换思想、观点的过程。对于不高兴的事情，讲出来不仅可以解除心里的疑惑，还能得到朋友的帮助和理解，心情想不好都难。

学会给心情做SPA

生气愤怒的时候学会抑制自己的情绪，因为人在发怒的时候完全没有理智，很容易做错事；该低头就要学会低头，低头不是懦弱的表现而是另一种从容；不要自寻烦恼，人生有数不清的烦恼，不如像做SPA一样全部放下，做自己喜欢的事情。

合理的膳食至关重要

合理的膳食要遵循以下几条原则：

◎**搭配合理**。饮食中食品的荤素合理搭配，才能发挥食材更高的营养价值。

◎**烹调合理**。烹调技术的最高体现，不仅仅是色香味俱全，更重要的是使食材的营养价值损耗最低。

◎**饮食合理**。由于更年期消化功能的下降，所以，饮食一定要有节制，最忌讳暴饮暴食；食品宜清淡，素食和淡食都有利于保健养生；针对男性更年期身体的特点适当补充营养，但一定要保证营养的均衡。

男性更年期推荐食材

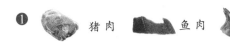

❶ 猪 肉　　鱼 肉　　兔 肉

　　以上3种食材富含蛋白质、钙质、多种维生素，适量食用可增强身体免疫力。

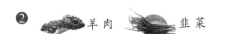

❷ 羊 肉　　韭 菜

以上食材有壮阳补肾的功效。

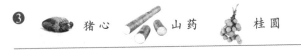

❸ 猪 心　　山 药　　桂 圆

　　以上食材可以改善神经系统和心血管系统，对头痛头晕、心悸乏力、手足麻木等有良好的食疗效果。

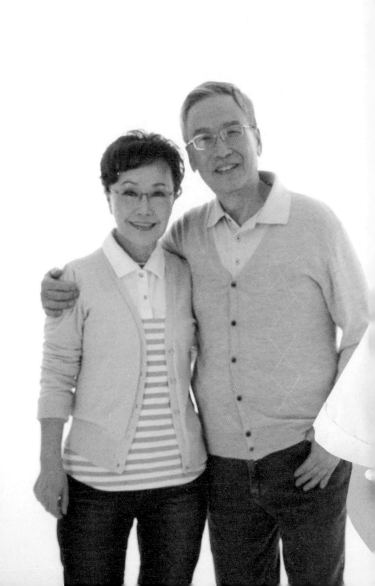

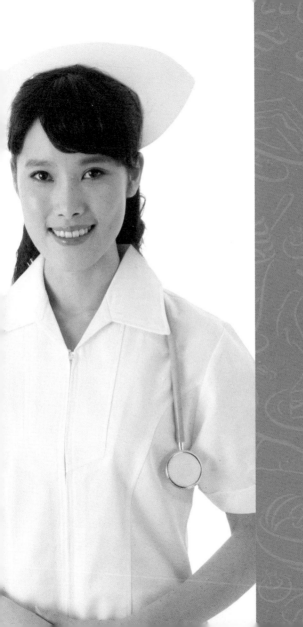

第四章

捍卫更年期健康，拒绝疾病困扰

子宫出血

我姓邵，今年47岁，是位工程师。步入更年期后，我的身体状况一直很好，虽然感觉到身体、情绪有很大的起伏，但是没有影响我的生活。可最近，突然发现月经不调，有时候月经周期会缩短，有时候经期会延长，血量相比从前较多而且经期前后会淋漓出血，我很害怕，到医院检查之后，医生说是子宫出血，说很有可能与更年期有关。

医师解析

由调节生殖系统的神经内分泌机制失常引起的异常子宫出血，均称为功能失调性子宫出血，是一种常见的妇科疾病，在更年期发病率较高。邵女士因为之前从来没有这方面的疾病，所以她患病最大可能的原因就是功能失调性出血。子宫出血的症状有时被误解为月经不调，因为都表现为或多或少的出血，其实子宫出血比月经不调严重很多。

饮食叮咛

忌食辛辣刺激性食物和生冷滑腻性食物。

子宫出血患者养生食材推荐

李 子

|性味归经| 性平，味甘、酸，归肝、肾、胃经。

|推荐理由| 李子是人们喜爱的传统果品之一，其富含胡萝卜素和铁元素，对子宫出血患者有一定的食疗作用。

鱿 鱼

|性味归经| 性平，味甘、咸，归肝、胃经。

|推荐理由| 鱿鱼中含有丰富的钙、磷、铁元素，是维持人体健康所必需的营养成分，对造血十分有益。

花生衣

|性味归经| 性平，味甘、涩，归肺、脾、肝经。

|推荐理由| 花生衣具有对抗纤维蛋白溶解、加强毛细血管收缩以及调节凝血因子缺陷的作用，还可促进骨髓制造血小板的功能，所以，它对多种出血性疾病都有良好的止血功效。

椒盐鲜鱿

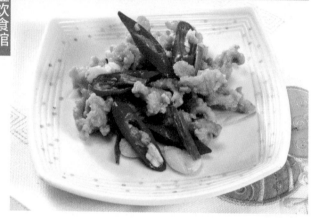

材料 鲜鱿鱼180克，红椒1个，鸡蛋1个（取蛋黄），蒜片20克，葱段10克。

调料 A.盐、白糖各1/4小匙；B.胡椒盐1/4小匙；C.玉米粉、吉士粉各半杯。

做法

① 鲜鱿鱼洗净，切花刀，切片后放入碗中加入蛋黄、调料A拌匀；调料C混合均匀成炸粉，将鱿鱼片均匀沾上炸粉；红椒洗净，切圈。

② 锅中下入鱿鱼片以大火炸至表皮金黄，捞出；锅留底油，放入葱段、蒜片、红椒圈以小火爆香，再加入鱿鱼片和胡椒盐，用大火快速炒匀即可。

炸圈圈

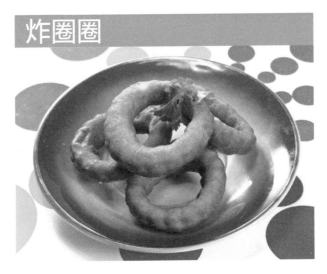

材料 鱿鱼2只，鸡蛋1个，香菜叶少许。

调料 醪糟1大匙，黑胡椒粉半大匙，盐少许，干淀粉3大匙，面粉6大匙，面包粉适量。

做法

① 鱿鱼洗净，摘除头部及内脏，切成圈状，加入醪糟、黑胡椒粉、盐拌匀，略腌5分钟，备用。

② 鸡蛋打散后与面粉、干淀粉混合搅拌均匀成无颗粒的面糊；面包粉放入盘中，备用。

③ 鱿鱼先均匀地沾上面包粉，再裹上面糊。

④ 锅中倒油，烧热至180℃，放入鱿鱼圈炸至浮起且呈金黄色，捞出沥干油分，撒上香菜叶即可。

双色鱿鱼

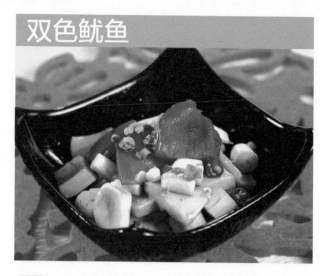

材料 水发鱿鱼200克，红椒片30克，蒜2瓣，葱、姜各适量。

调料 盐、白糖、干辣椒段、醋各适量。

做法

① 鱿鱼去头尾，直刀、斜刀交叉切（不可切透），再改刀为菱形块，入沸水中汆烫起卷，捞出，过凉。

② 葱洗净，切段；姜去皮，切片；蒜去皮，用刀面压碎，备用。

③ 锅置火上，倒油烧热，爆香葱段、姜片、干辣椒段、红椒片，放入鱿鱼卷快速拌炒，加入盐、白糖、醋调匀即可。

西芹鱿条

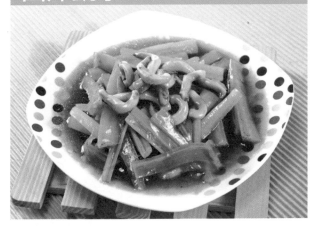

材料 西芹1根，鱿鱼4片，姜末少许。

调料 酱油、水淀粉、香油各1大匙，白醋、香菇粉各1小匙，白糖少许。

做法

① 西芹撕去老筋，洗净，切条；鱿鱼处理干净，切条，放入沸水中汆烫一下，捞出，入凉水中过凉沥干，备用。

② 锅置火上，倒油烧热，下入姜末炒香，再加入西芹条、鱿鱼条拌炒一下。

③ 接着加入除水淀粉外的所有调料，炒匀后用水淀粉勾薄芡即可。

子宫肌瘤

询医问诊

我姓白，今年45岁，是位销售人员。前一段时间，公司的业务繁忙，将近两个月时间我都在出差，饮食极不规律。工作压力使我的身体状况极度不好，月经也没有按时来。出差回来后的第一个月月经量明显增多。当时工作繁忙，我没时间去医院。可是第二个月，情况更加糟糕，月经量多而且经期也延长了。这让我非常担心，害怕自己生病了！

医师解析

子宫肌瘤主要的症状表现就是相比平时，经量增多，经期延长，月经周期缩短，行经次数及频率较高。月经周期缩短到15~20天，每次经期在7~8天，经量明显增多，有时带有血块。如果是黏膜下子宫肌瘤还会出现不规则阴道流血，月经淋漓不净等。另外，子宫肌瘤症状表现还包括白带增多、腹部包块、腹痛等。

饮食叮咛

患有子宫肌瘤的更年期女性日常多食用一些清热除烦，利水消肿，凉血止血的食材。

子宫肌瘤患者养生食材推荐

海 带

|性味归经| 性寒，味咸，归肝、胃、肾经。

|推荐理由| 海带含有多种矿物质，如钙、铁、钠、镁、磷、碘等。常食海带可有效地调节血液酸碱度，避免体内碱性元素过多消耗。

丝 瓜

|性味归经| 性凉，味甘，归肺、胃、肝经。

|推荐理由| 常食丝瓜可预防和缓解痰喘咳嗽、痈疱疖肿等症，适宜子宫肌瘤患者食用。

香 菇

|性味归经| 性平，味甘，归肝、胃、脾经。

|推荐理由| 香菇富含B族维生素、维生素D原、铁、钾，而且香菇蛋白质中氨基酸多达18种，含人体必需的多种氨基酸，经常食用可提高人体免疫功能。

豆腐烧蛋黄

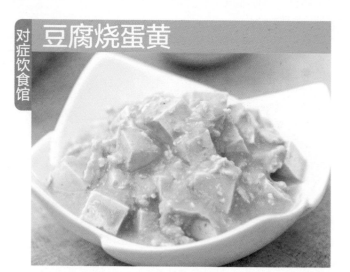

材料 咸蛋黄5个，嫩豆腐150克，胡萝卜丁、香菇丁、皮蛋丁各适量，豌豆、姜末各少许。

调料 盐、白糖、胡椒粉、水淀粉、料酒各适量。

做法

① 将嫩豆腐洗净，切小丁，放入热水中略浸泡，捞出，沥干；咸蛋黄蒸熟，备用。

② 油锅烧热，煸香姜末，放入蛋黄炒沙，加入适量开水和其余材料翻拌均匀。

③ 然后调入除水淀粉外的所有调料，加入适量水，烧至入味，再用水淀粉勾芡即可起锅装盘。

酱烧西葫芦

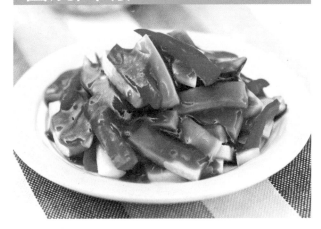

材料 西葫芦400克，香菇3个，红椒、姜末各适量。

调料 番茄酱、白糖、盐、味精、酱油各适量。

做法

① 西葫芦洗净，去子，切条；香菇洗净，去蒂，切条；红椒洗净，去蒂、子，切条，备用。

② 将番茄酱、白糖、盐、味精、酱油和适量水调匀成味汁，备用。

③ 油锅烧热，放入姜末煸炒出香味，加入香菇条略煸出味，然后加入西葫芦条、红椒条翻炒均匀，再倒入调好的味汁，大火快炒至入味收汁即可起锅。

天麻鱼头

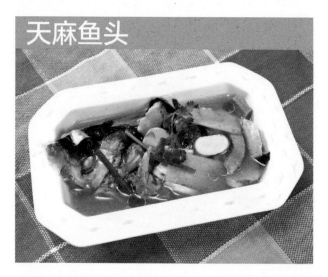

材料 花鲢鱼头1个（约600克），天麻片20克，熟猪肚片、熟火腿片、水发玉兰片、水发香菇各30克，姜片、葱段各15克，香菜段少许。

调料 鲜汤1500毫升，料酒、盐、味精、胡椒粉各适量。

做法

① 天麻片入锅中蒸熟后取出，备用。

② 油锅烧热，放入鱼头略炸后捞出，沥干油分，备用。

③ 锅中放油烧至五成热，放入姜片、葱段炒香，加鲜汤，下鱼头和天麻片煮约10分钟。再加除香菜段外的剩余材料和调料炖20分钟，最后撒上香菜段即可。

多彩鸡丝

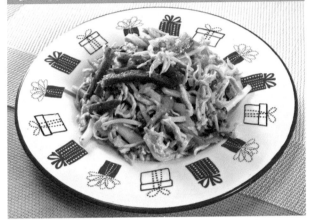

材料 鸡肉200克，丝瓜50克，熟火腿丝25克，冬笋20克，水发香菇15克，鸡蛋1个（取蛋清），葱段适量。

调料 A.盐、料酒、干淀粉各适量；B.盐、味精、胡椒粉、水淀粉各适量。

做法

① 鸡肉洗净，切丝，加调料A及蛋清拌匀上浆；丝瓜（去皮）、水发香菇（去蒂）均洗净后切丝；冬笋洗净，入沸水锅中汆烫，捞出后过凉，切丝。

② 油锅烧热，放入鸡肉丝滑散至熟，盛出。

③ 起锅热油，放入全部材料、烹入调料B，烧至入味收汁后，起锅装盘即可。

油菜面筋粥

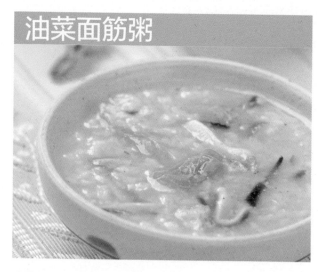

材料 大米200克，面筋、油菜各100克，香菇适量。

调料 盐、香油、鸡精各适量。

做法

① 首先把大米用清水淘洗干净，放在清水中浸泡1小时，捞出沥干水分；接着把面筋用清水洗净，切成2厘米左右的方块；最后把油菜和香菇用清水洗净，均切成丝，放在盘中备用。

② 把浸泡好的大米放入锅中，加入适量清水，用大火煮开后改为小火，放入切好的面筋块、油菜丝、香菇丝熬煮。待米烂粥稠时，加入适量盐、鸡精和数滴香油，搅拌均匀即可。

香炒四宝

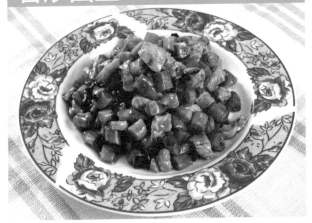

材料 猪瘦肉150克，四季豆100克，香菇5朵，胡萝卜半根。

调料 A.酱油、干淀粉各适量；B.酱油、辣椒酱、盐、香油各适量。

做法

① 猪瘦肉洗净后切丁，加调料A拌匀，略腌渍至入味；四季豆择洗干净，入沸水中略氽烫后捞出，切丁；香菇去蒂后洗净，切丁；胡萝卜洗净后切丁。

② 油锅烧热，加入猪瘦肉丁炒熟，盛出；油锅继续烧热，再加入香菇丁爆香，然后加入四季豆丁、胡萝卜丁、猪瘦肉丁和调料B炒至熟透入味即可。

子宫脱垂

我姓张，今年45岁，是位农民。从半年前开始，我总是感觉外阴有东西脱出来，并且会有溢尿的情况出现，这让我很难受。在这之前，我曾经感到过阴部似乎有物体脱出，逐渐加重，而且还伴随着腰酸，下腹有坠胀感。行走或是站立的时候更加严重。开始的时候平卧位可以回纳，现在不能回纳。觉得症状越来越严重，我终于坐不住了，随即来到医院就诊，医生确诊为子宫脱垂。

医师解析

进入更年期的女性导致子宫脱垂的原因很多，主要有两个原因：一个是肥胖、久咳、便秘或盆腔内有肿瘤压迫等导致的腹腔压力增高。另一个原因是年龄及器官的衰老加上雌激素的分泌减少等原因，致使骨盆腔底部肌群失去张力，子宫韧带也逐渐退化萎缩。

饮食叮咛

日常要养成规律的排便习惯，防止因排便困难引起子宫脱垂。

子宫脱垂患者养生食材推荐

甘 薯

|性味归经| 性平，味甘，归胃、脾、大肠经。

|推荐理由| 甘薯营养价值很高，被营养学家们称为营养最均衡的保健食品之一。甘薯含有大量膳食纤维，适宜子宫脱垂患者进行食补。

西蓝花

|性味归经| 性平、微凉，味甘，归心、脾经。

|推荐理由| 西蓝花维生素C含量极高，不但有利于人体的生长发育，更重要的是能提高人体免疫力。而且西蓝花含有较多的膳食纤维，特别适合子宫脱垂患者食用。

圆白菜

|性味归经| 性平，味甘，归脾、胃经。

|推荐理由| 圆白菜中维生素、矿物质、膳食纤维等营养成分较为丰富，能有效地为机体补充营养。

手撕圆白菜

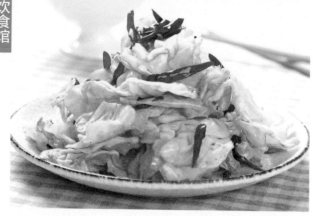

材料 圆白菜200克，红椒末、蒜末各适量。

调料 料酒、高汤、盐、味精、水淀粉各适量。

做法

① 圆白菜用手撕成大片，洗净，沥干，备用。

② 锅置火上，加入适量清水烧开，放入圆白菜叶略汆烫，捞出，沥干。

③ 油锅烧热，放入蒜末和红椒末爆香，加入圆白菜片翻炒片刻。

④ 接着放入料酒、高汤、盐、味精，中火略烧，最后用水淀粉略勾薄芡，起锅装盘即可。

蒸生菜平菇

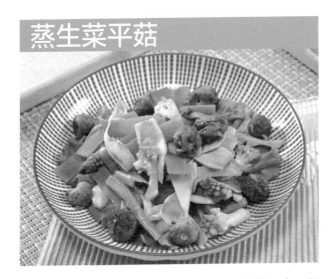

材料 平菇片40克，无花果20克，西蓝花块30克，胡萝卜片10克，生菜半棵。

调料 素蚝油、素高汤、水淀粉各适量。

做法

① 生菜剥大片后洗净，入油锅中炒至半熟，盛出。

② 将平菇片、西蓝花块、胡萝卜片、无花果一起入沸水中烫软，捞出，过凉。

③ 碗内抹上少许油，依序排入平菇片、胡萝卜片和生菜片，用大火隔水蒸8分钟，取出，扣于盘中。

④ 油锅烧热，放入所有调料煮匀成芡汁，起锅淋在盘中，最后围上西蓝花朵及无花果即可。

葱烧蹄筋

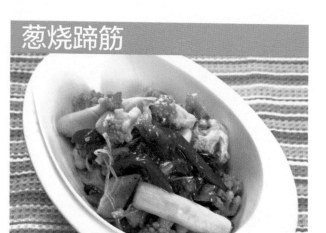

材料 泡发牛蹄筋600克，西蓝花100克，红椒1个，葱3根，蒜5瓣，姜3片。

调料 醪糟、冰糖、酱油各2大匙，红糟25克，高汤600毫升，盐半小匙。

做法

① 牛蹄筋洗净，切段，备用；葱洗净，部分切段，部分切丝；蒜去皮，拍碎；红椒洗净，切斜段；西蓝花洗净，切小块，备用。

② 锅中倒油烧热，爆香葱段、蒜末及姜片，加入蹄筋段、西蓝花块、红椒段以及所有调料，一起烧煮至蹄筋入味，加入剩余葱段拌匀，并撒上葱丝即可盛盘。

俄罗斯红菜汤

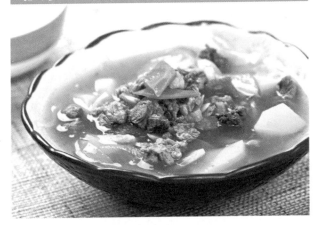

材料 牛腩500克，红菜头块、胡萝卜片、紫洋葱丝、圆白菜丝、番茄块、土豆块各30克。

调料 盐、黑胡椒碎、白糖、淡奶油、黄油各适量。

做法

① 牛腩洗净切块，汆烫去血水，备用；放入煲中加水煮沸，转小火煲至牛腩酥软。

② 锅烧热，下黄油烧化，下部分洋葱丝炒香，放土豆块、胡萝卜片略炒，起锅倒入牛肉汤中，煮20分钟。

③ 锅留底油下红菜头块、剩余的紫洋葱丝、圆白菜丝翻炒，再倒入牛肉蔬菜汤中，加番茄块、盐、黑胡椒碎、白糖，煮至浓稠，淋上少许淡奶油即可。

宫 颈 炎

　　我姓李，今年50岁，是位清洁工人。我的症状主要是白带增多，因为还没有绝经，月经来得也正常。就是没有到月经期就会异常出血，就像经期出血一样。而且腰也比较酸，下腹部也感觉特别不舒服。女儿陪我到医院检查，大夫说我得了宫颈炎。

医师解析

　　更年期女性身体的抵抗力会减弱，病菌容易附着在子宫颈黏膜的腺体，沿黏膜表面浅层感染并且不断扩散。某些病原体还可以通过淋巴管引起急性盆腔结缔组织炎，导致更严重的病情。需要注意的是宫颈早期癌变时，宫颈的外观与宫颈炎没有明显差异。女性如果发现患有宫颈炎时，最好做宫颈癌的早期筛查，以免延误病期。

饮食叮咛

◎宫颈炎患者的饮食一般要做到高蛋白、低脂肪。

◎要均衡饮食，多吃新鲜的蔬菜和水果，多吃维生素含量高的食物。

宫颈炎患者养生食材推荐

芦 笋

|性味归经| 性寒，味甘，归胃、肺经。

|推荐理由| 芦笋中维生素及矿物质含量较为丰富，有清热去火、生津利水的功效，能帮助人体消除炎症，宫颈炎患者食用对病情康复非常有益。

牛 奶

|性味归经| 性偏凉，味甘，归肺、脾、胃经。

|推荐理由| 牛奶中蛋白质、维生素含量丰富，适合宫颈炎慢性期增强营养。

鸡 肉

|性味归经| 性温，味甘，归脾、胃经。

|推荐理由| 鸡肉中蛋白质的含量比较高，氨基酸种类也多，而且易消化，有很好的增强体力、强壮身体作用，有利于宫颈炎患者的康复。

木瓜牛奶冻

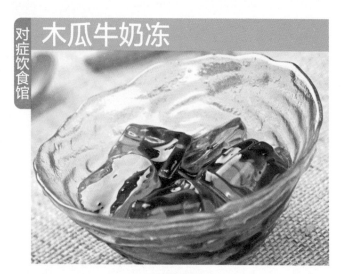

材料 木瓜100克，牛奶100毫升。

调料 鱼胶粉、白糖、巧克力酱各少许。

做法

① 木瓜对半切块，去子，用勺子挖出2份蛋黄大小的木瓜肉，榨汁；鱼胶粉用冷水浸泡5分钟。

② 牛奶中加入白糖、木瓜汁、鱼胶粉，一边隔水加热一边搅拌均匀，至完全溶解即可关火晾凉。

③ 把冷却后的牛奶木瓜液倒入碗中，盖上保鲜膜，放进冰箱冷藏。

④ 木瓜牛奶冻成形后即可取出，切成块，淋上巧克力酱即成。

茶树菇煲鸡汤

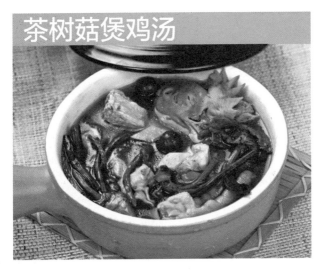

材料 干茶树菇150克，嫩鸡半只，猪脊骨、姜各1小块，蜜枣1颗。

调料 盐、鸡精各1小匙。

做法

① 嫩鸡洗净，切大块；姜洗净，切片。

② 茶树菇浸泡30分钟，剪去根部。

③ 锅内倒入清水，放入鸡肉块、猪脊骨，煮至肉色转白，捞出冲洗干净。

④ 将茶树菇、鸡肉块、猪脊骨、蜜枣、姜片放入砂锅内，倒入清水，大火烧开后转中火煲20分钟，再转小火煲1小时，调入盐、鸡精即可。

玉米须麦冬炖鸡肉

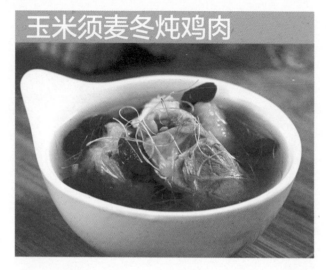

材料 鸡胸肉200克，玉米须50克，西洋参、枸杞子各10克，麦冬20克。

调料 盐少许。

做法

① 鸡胸肉洗净，切成小块后剁成肉碎，用清水稍微浸泡一会儿，备用。

② 麦冬洗净，用清水浸泡，备用；枸杞子、西洋参用清水冲洗一下；玉米须洗净，备用。

③ 把所有材料放进炖盅，加2000毫升水，隔水炖约1小时，加盐调味即可。

黄瓜鸡丁虾仁

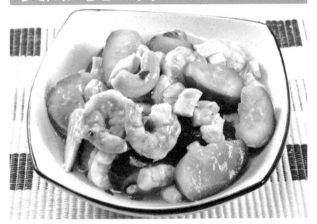

材料 鸡胸肉200克，虾仁100克，黄瓜块、腰果、红椒末各适量。

调料 A.盐、干淀粉各1大匙；B.干淀粉1大匙；C.水淀粉、盐、味精各适量。

做法

① 鸡胸肉洗净后切成丁，加调料A抓拌均匀，腌渍约10分钟；虾仁去虾线后洗净，用调料B抓匀，备用。

② 油锅烧热，放入鸡丁，炸至金黄色后捞出，沥干油分，备用；油锅继续烧热，下入虾仁炒熟，盛出。

③ 锅留底油烧热，放红椒末爆香，再放鸡丁和调料C炒匀，最后加黄瓜块、腰果和虾仁炒匀即可。

红绿彩鸡

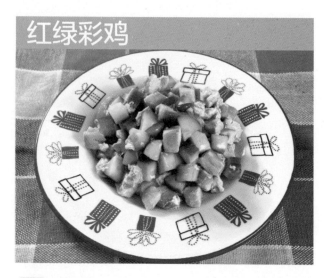

材料 鸡胸肉200克，黄瓜80克，枸杞子15克，鸡蛋1个（取蛋清），姜末适量。

调料 A.盐、料酒、干淀粉各适量；B.高汤、水淀粉、料酒、香油、盐、味精各适量。

做法

① 枸杞子洗净；黄瓜洗净，切成块；鸡胸肉洗净，切成块，加调料A和蛋清拌匀上浆，略腌渍至入味。

② 将调料B调匀成芡汁，备用。

③ 油锅烧热，放入鸡胸肉块划散，再放入黄瓜块、枸杞子炒熟，滗去余油，然后放入姜末炒香，烹入芡汁，烧至入味后用大火收汁，起锅装盘即可。

罗定鸡球

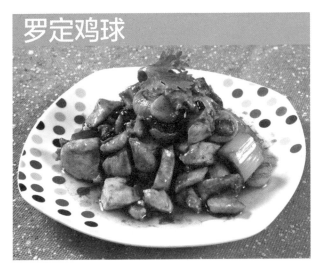

材料 鸡肉300克，洋葱100克，香菜、蒜、姜各适量。

调料 A.酱油、干淀粉各适量；B.白糖、酱油、香油、味精各适量；C.豆豉适量。

做法

① 鸡肉洗净，切成4厘米见方的丁，加入调料A抓拌均匀，腌渍约10分钟。

② 洋葱洗净，切块；香菜择洗干净，切段；蒜去皮、洗净后切成末；姜洗净，切成片。

③ 油锅烧热，放入洋葱块炒香，再加入鸡肉丁拌炒至肉色变白，放入蒜末、姜片和豆豉炒匀；然后加入调料B炒至入味，起锅装盘后撒上香菜段即可。

外阴瘙痒

我姓白，今年46岁，是位工人。40岁之后明显觉得自己的身体一天不如一天了，最不好意思的就是阴部经常瘙痒，尤其在夜间瘙痒会更加严重，严重得影响了睡眠。还有就是睡着后，痒得受不了的时候，会不自觉地搔抓，使得阴部的皮肤破溃，甚至感染，严重时也不好意思去医院，经常吃点消炎药了事儿。

医师解析

外阴瘙痒是困扰更年期女性的疾病之一。由于更年期女性体内雌激素的水平下降，随之而来的就会出现阴道分泌物减少、阴道的上皮组织萎缩、外阴皮肤变薄等表现。如果这时候脆弱的外阴再受到碱性或机械性的刺激，那么就会引起外阴的瘙痒。除此之外，维生素缺乏、贫血以及一些精神因素等也可使更年期女性面对外阴瘙痒的困扰。

饮食叮咛

患有外阴瘙痒的更年期女性饮食要做到既清淡又滋补。

绿 豆

|性味归经| 性寒,味甘,归心、胃经。

|推荐理由| 绿豆可平衡电解质。绿豆具有凉血解毒之效,适量食用可缓解外阴瘙痒症状。

黄 瓜

|性味归经| 性凉,味甘,归肺、胃、脾、膀胱经。

|推荐理由| 黄瓜营养丰富,具有凉血解毒的作用,外阴瘙痒的患者,可以多吃一些黄瓜。

茶 叶

|性味归经| 性凉,味甘、微苦,归心、肺、肝、胃、膀胱、大肠经。

|推荐理由| 茶叶中含有茶多酚、儿茶素、氨基酸、叶绿素、维生素等营养成分,这些天然营养成分对防衰老、防癌、抗癌、消炎、杀菌等具有特殊效果。

爽口腰片

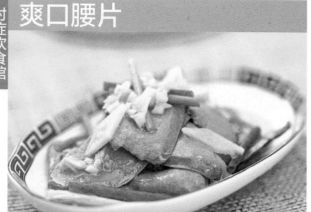

材料 猪腰300克，蒜薹50克，葱段、姜片、蒜泥各适量。

调料 盐、味精、料酒、香油各1小匙，高汤1大匙。

做法

① 猪腰对半剖开，切除白筋，洗净，先剞花刀再切成薄片，与盐、料酒、葱段、姜片抓匀，与蒜薹入热水锅中汆烫至断生捞出，晾凉。

② 将处理好的腰片和蒜薹码在容器中，将盐、味精、香油、蒜泥和高汤调匀成味汁，浇在腰片上即可。

咸鸭蛋黄瓜

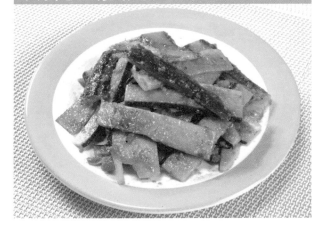

材料 咸鸭蛋2个，黄瓜100克，蒜瓣20克。

调料 盐适量。

做法

① 咸鸭蛋洗净，放入锅中煮熟后取出，去壳后取蛋黄，用筷子压碎。

② 黄瓜洗净、剖开后去瓜瓤，然后横刀切薄片；蒜瓣去皮后洗净，切末。

③ 油锅烧热，放入黄瓜片翻炒，并淋入少许水将黄瓜片炒透，再放入咸蛋黄碎同炒均匀，加盐炒至入味，最后撒入蒜末拌匀后即可起锅。

日式土豆沙拉

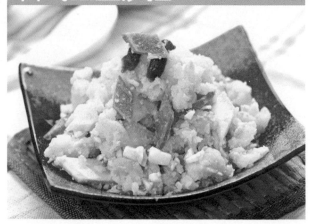

材料 土豆350克，火腿丁120克，黄瓜片、胡萝卜片各50克，鸡蛋2个。

调料 沙拉酱5大匙，青芥辣、盐各适量。

做法

① 土豆去皮，洗净，切块，入微波炉用高火烧5分钟，取出放凉。

② 将蒸好的土豆块压成泥。

③ 锅加水烧开，放入胡萝卜片焯烫，捞出沥干；鸡蛋煮熟，捞出，去壳，切成细末。

④ 将所有材料放入碗内，加入沙拉酱、青芥辣、盐拌匀即可。

大拌菜

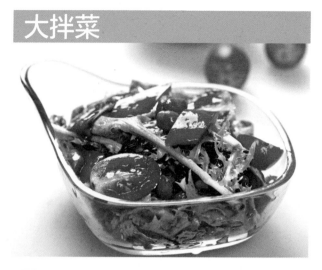

材料 紫甘蓝、彩椒、生菜、小番茄、黄瓜、苦菊、天葵、洋葱各适量。

调料 酱油、醋、盐、白糖、香油、蒜末各适量。

做法

① 所有蔬菜洗净,处理好备用。

② 取一个小碗,先倒入酱油,再倒入醋,醋和酱油的比例为4:1,再加入少许盐、白糖、香油,倒入蒜末,搅拌均匀后浇在蔬菜上拌匀。

③ 取小锅,倒入适量油,一半香油,一半色拉油,烧热后浇在拌好的大拌菜上,搅拌均匀即可。

绿豆米露

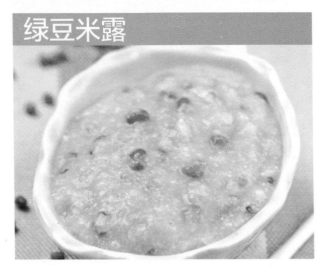

材料 绿豆、薏米各30克，糙米40克。

调料 盐（白糖）适量。

做法

① 将绿豆、薏米、糙米淘洗干净，再分别置于清水中浸泡4小时。

② 绿豆、薏米、糙米加入适量水一起放入蒸锅中隔水蒸15分钟。

③ 将蒸好的粥放入榨汁机中，打成烂泥状为止，倒出，然后撒入盐或白糖调味即可食用。

雪梨川贝绿豆粥

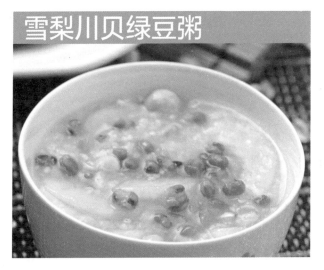

材料 雪梨500克，大米100克，川贝、绿豆各适量。

调料 冰糖适量。

做法

① 大米和绿豆用清水淘洗干净，放在清水中浸泡1小时之后捞出沥干水分。

② 川贝放入清水中，浸泡1小时，捞出备用；雪梨去皮、去核后洗净，切成块。

③ 锅内倒入适量清水，用大火煮开后，放入绿豆，再次煮开后再放入浸泡好的大米和川贝，改用小火熬煮40分钟，再加入雪梨块略煮即可。

乳腺增生

询医问诊

我姓周,今年46岁,是一家公司老板。我身体健康状况一直很好,但是今年公司的业务增加,使我的压力很大。最近乳房突然感觉很疼,有时候疼得甚至不能碰。乳头刚开始是疼痛,最后变成了痒。经常这些症状在月经前几天出现,而且乳房疼痛的症状会加重,让人疼痛难忍。经后疼痛就会明显减轻。乳房上也出现了肿块,刚开始是1个,慢慢地出现了多个。

医师解析

乳腺增生的发病率占乳腺疾病的首位,它既非炎症又非肿瘤。导致乳腺增生的因素有很多,更年期女性由于卵巢功能的下降和月经不调,极有可能会引发乳腺增生。另外更年期精神紧张、情绪激动、睡眠不足等也会造成乳腺增生,而且还会加重已有的乳腺增生症状。

饮食叮咛

进食中药蒲公英、金银花等,可清热解毒,对乳腺炎有一定的效果。

菜 花

|性味归经| 性平，味甘，归肾、脾、胃经。

|推荐理由| 菜花的维生素C含量极高，不但有利于人体的生长发育，更重要的是能提高人体免疫功能。常吃菜花可以增强体质，对抗乳腺增生。

香 菇

|性味归经| 性平，味甘，归肝、胃、脾经。

|推荐理由| 香菇等菌类可增加人体免疫力，提升自身的抵抗力，有效预防癌变。

小 米

|性味归经| 性凉，味甘、咸，归脾、胃、肾经。

|推荐理由| 未经过精加工的谷类食物富含B族维生素和膳食纤维，常食小米可缓解更年期女性精神紧张、睡眠不足等症状，从而预防或缓解乳腺增生症状。

多彩鱼丝

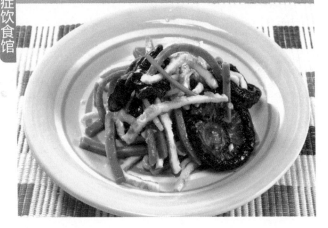

材料 净鱼肉丝250克，鸡蛋1个，火腿丝、水发香菇各60克，葱段、姜末各适量。

调料 鸡汤、干淀粉、盐、味精、香油各适量。

做法

① 鸡蛋打散、搅拌均匀；鱼肉丝加蛋液、盐、干淀粉抓匀后上浆，再淋入少许香油拌匀，略腌渍；水发香菇去蒂后洗净；将鸡汤、味精、干淀粉、香油调匀成味汁。

② 油锅烧热，下入香菇、葱段翻炒，再下姜末和鱼肉丝炒熟，加火腿丝、盐略炒，接着倒入味汁烧至入味收汁后即可起锅。

香菇栗子烧

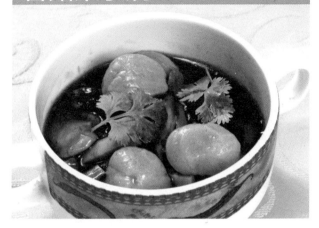

材料 新鲜栗子300克，干香菇8朵，绿竹笋1根，姜适量，香菜叶少许。

调料 酱油1大匙，醪糟2小匙，盐适量，香油、红糖各少许。

做法

① 栗子入蒸锅蒸熟；香菇泡软，去蒂，对半剖开；绿竹笋洗净，切块。

② 锅中下入姜片炒香，放入香菇和笋块稍炒，调入酱油、醪糟、红糖、盐、清水以小火烧15~20分钟，加入熟栗子，再改大火煮约5分钟后滴入香油，撒上香菜叶即可。

鸡油金腿蒸鲥鱼

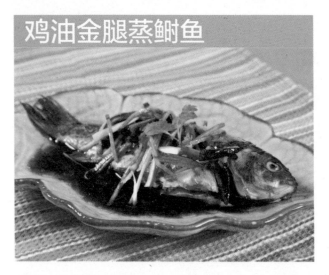

材料 鲥鱼1条，香菇3朵，金华火腿、葱丝各适量。

调料 鸡油100克，盐3克，胡椒粉、料酒、酱油各适量。

做法

① 香菇、金华火腿切丝；盐、胡椒粉、料酒拌匀，制成腌料；鲥鱼剖洗干净后，抹干水分，均匀地涂上拌好的腌料，备用。

② 盘内淋上鸡油，将腌好的鲥鱼放在鸡油上，将香菇丝、火腿丝排在鱼身上。

③ 鱼盘入蒸笼，大火蒸半小时，取出，撒葱丝。

④ 油锅烧热，倒入酱油烧热，淋在鱼上即可。

丝瓜烧香菇

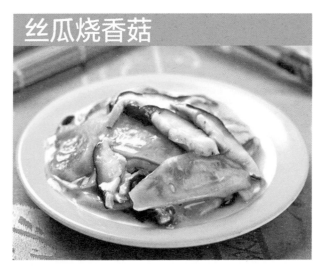

材料 丝瓜片（去皮）400克，姜末、干香菇各15克。

调料 香油1大匙，鲜汤200克，料酒、盐、鸡精、水淀粉各适量。

做法

① 将香菇泡发去蒂，洗净，切片；泡发香菇的水待沉淀，留少许备用；丝瓜片入沸水中氽烫，捞出，沥干；姜末加水浸泡取汁。

② 油锅烧热，倒入姜汁、料酒、香菇水、鲜汤，调入盐、鸡精，然后放入香菇片、丝瓜片烧至入味，用水淀粉勾芡，淋香油即可。

小米面绿豆粥

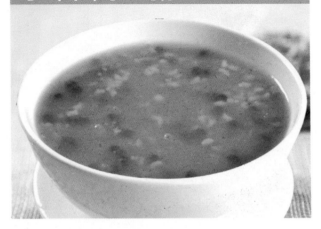

材料 小米面50克，绿豆15克。

调料 盐（白糖）适量。

做法

① 将绿豆淘洗干净，然后放入锅中加适量清水，小火煮至开花。

② 将小米面用冷水调成糊。

③ 用漏勺撇出绿豆浮皮，慢慢往绿豆锅中加入调匀的小米面糊。

④ 边加面糊边搅拌，搅匀以后用小火煮10~15分钟，撒入盐或白糖调味即可食用。

香菇笋尖拌面筋

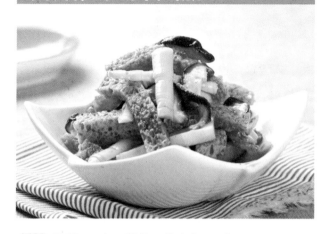

材料 面筋200克，香菇、笋尖各100克。

调料 老抽10毫升，生抽5毫升，花椒油、白糖、香油各少许。

做法

① 将面筋洗净泡发，切成条。

② 香菇、笋尖分别洗净，一起用沸水汆烫至熟，捞出过凉。

③ 笋尖切成段，香菇切成片。

④ 将面筋条、笋尖段、香菇片混合，再与老抽、生抽、花椒油、白糖拌匀，滴上香油即可。

乳腺癌

我姓韩，今年50岁，是一名数控技师，几乎大半辈子都在与各种机器打交道。即使到了退休年龄，我也不愿在家待着，在工厂里依然活跃着我的身影。前一段时间，我突然感觉到自己的胸部特别不舒服，一只乳头凹陷而且还很瘙痒，最后竟然开始脱屑。我很害怕，去医院检查，最终确诊为乳腺癌早期。

医师解析

乳腺癌是女性常见恶性肿瘤之一，在绝经期之前患病率较高，绝经之后患病率会有所下降。乳腺癌患病的因素有很多，家族遗传的可能性很大，但是日常生活中高脂物质摄入过多也会导致乳腺癌的发生。由于韩女士的职业特征比较敏感，其接受了高水平电离辐射诱发乳腺癌的可能性也很大。更年期女性在日常生活中一定要注意限制高脂物质的摄入，远离电离辐射。

饮食叮咛

乳腺癌患者在放疗期间，饮食应力求清淡适口，不宜多食厚味腻味之品。

金针菇

|性味归经| 性平，味甘，归肝、胃经。

|推荐理由| 金针菇是菌类中的"蛋白质库"，不仅味道鲜美，而且营养丰富。金针菇还可提高身体的抵抗力和免疫力，增强机体对癌细胞的抗御能力。

洋 葱

|性味归经| 性温，味甘、辛，归肺经。

|推荐理由| 洋葱具有较高的药用价值，被推崇为多功能的降脂、降压、抗癌的营养保健食品。

西葫芦

|性味归经| 性寒，味甘，归脾、胃、肾经。

|推荐理由| 西葫芦含有一种干扰素诱生剂，可刺激机体产生干扰素，提高免疫力，从而发挥抗病毒和抗癌症的作用。

凉拌金针菇

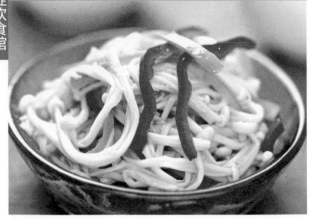

材料 金针菇250克，红甜椒丝、青甜椒丝、葱段各适量。

调料 盐、鸡精、白糖、香油各适量，白醋少许，葱油2小匙。

做法

① 金针菇去蒂，放入加盐清水中浸泡，洗净，放入热水锅中汆烫至熟，捞出，冲凉，沥干，备用。

② 取一大碗，将金针菇、葱段、红甜椒丝、青甜椒丝、盐、鸡精、白糖、白醋、香油、葱油倒入其中，搅拌均匀，直至入味即可。

金针菇拌三丝

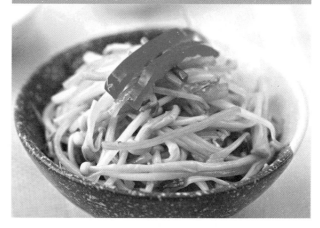

材料 金针菇200克，青甜椒、红甜椒各30克，绿豆芽适量。

调料 盐、味精各1小匙，香油半小匙。

做法

① 金针菇去蒂，洗净，捞出，沥干；青、红甜椒均去蒂、子，洗净，切丝；绿豆芽洗净，备用。

② 将金针菇、青甜椒丝、红甜椒丝、绿豆芽分别放入热水锅中氽烫，至断生时捞出，沥干，晾凉。

③ 取一容器，将金针菇、青甜椒丝、红甜椒丝、绿豆芽放入其中，加盐、味精、香油和少许植物油搅拌均匀即可装盘食用。

鲜嫩牛小排

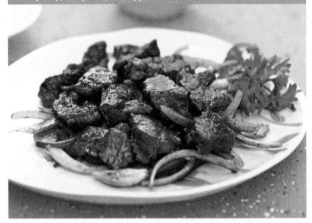

材料 牛小排块450克，洋葱丝50克，蒜末适量，香菜叶少许。

调料 A.料酒、酱油各1大匙，干淀粉半小匙；B.蚝油1大匙，黑胡椒、白糖各1小匙，红酒适量。

做法

① 将牛小排块加调料A拌匀，腌渍10分钟，备用。

② 油锅烧热（用平底锅），放入腌渍好的牛小排块，煎至两面金黄时盛出。

③ 锅内留底油烧热，下洋葱丝、蒜末炒香，调入调料B，大火翻炒均匀，放入煎好的牛小排块翻炒均匀至熟，装盘用香菜叶装饰即可。

花椒鱼片

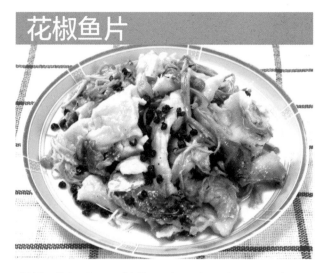

材料 草鱼1条，金针菇200克，鸡蛋2个（取蛋清），葱段、姜末各适量。

调料 A.干淀粉、花椒各适量；B.盐、鸡精、料酒、清汤各适量。

做法

① 草鱼处理干净后洗净，切片，加料酒、蛋清和干淀粉拌匀，略腌渍；金针菇去根后洗净，备用。

② 油锅烧热，下姜末、葱段爆香，再下调料B烧开后放入鱼片与金针菇煮至熟透入味。

③ 另起油锅烧热，下花椒炸香，再起锅淋在鱼片上即可。

老干妈鱼条

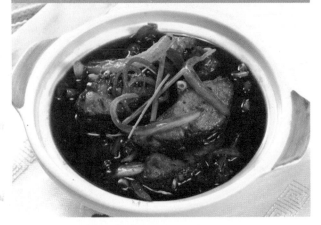

材料 草鱼1条，青甜椒条、红椒丝、洋葱条各50克，姜末、蒜末、葱段各适量。

调料 A.盐、料酒各适量；B.老干妈豆豉40克，盐、鸡精、白糖、料酒、花椒油、红油、香油、高汤各适量。

做法

① 草鱼处理干净，切条，加调料A拌匀腌渍。

② 油锅烧热，放入鱼条炸成金黄色后盛出，沥油。

③ 锅留底油烧热，放入姜末、蒜末、葱段和老干妈豆豉炒香，加高汤，放入盐、料酒、鸡精、白糖烧开，再放入鱼条、青甜椒条、红椒丝和洋葱条烧至收汁，淋入香油、花椒油、红油炒匀，起锅装盘即可。

干烧草虾

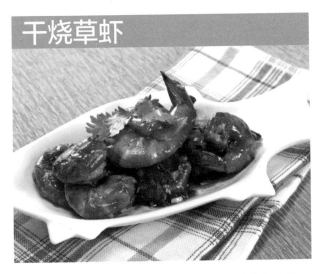

材料 草虾10只，洋葱片50克，蒜末、香菜叶各适量。

调料 红辣椒酱1大匙，番茄酱2大匙，盐、白糖各适量。

做法

① 草虾用剪刀剪去须和足，洗净。

② 油锅烧热，下入草虾以小火煎约2分钟，至两面变红、香气逸出。

③ 然后加入蒜末、洋葱片，转中火与草虾一起翻炒约30秒，再加入红辣椒酱、番茄酱、水、盐及白糖，拌匀后转小火焖烧约3分钟，然后转中火将汤汁收干后起锅装盘，最后撒上香菜叶即可。

尿路感染

我姓黄，今年55岁，是一位歌手。最近两个月来，我总是爱打寒战，而且还伴随很多症状，例如，不能吃太多东西，稍微多一点就会感到恶心，甚至还呕吐。面对以前爱吃的东西，也失去了兴趣。最显著的一个症状就是上厕所的次数明显增加，间隔很短的时间就想去厕所。我到医院做检查，医生说是尿路感染。

医师解析

尿路感染是由细菌或者极少数真菌、原虫、病毒直接侵袭所引起的。尿路感染分为上尿路感染和下尿路感染，上尿路感染指的是肾盂肾炎、输尿管炎，下尿路感染包括尿道炎和膀胱炎。肾盂肾炎又分为急性肾盂肾炎和慢性肾盂肾炎，女性的发病率较高。更年期女性容易发生尿路感染主要是因为雌激素水平下降，尿道发生退行性改变，自身免疫力下降等。

饮食叮咛

宜吃清淡的食物，另外多饮水。

红小豆

|性味归经| 性平，味甘，归脾、大肠、小肠经。

|推荐理由| 红小豆能够解热，并具有利尿的作用，患有尿路感染的患者可适量多食。

冬　瓜

|性味归经| 性微寒，味甘、淡，归肺、胃、膀胱经。

|推荐理由| 冬瓜的显著特点是体积大、水分多、热量低，营养价值高，是餐桌上的常见菜品。尿路感染患者适宜吃冬瓜。

茼　蒿

|性味归经| 性平，味辛、甘，归肝、肺、胃经。

|推荐理由| 茼蒿可养心安神，降压补脑，清血化痰，润肺补肝，稳定情绪，防止记忆力减退以及调节体内水液代谢，通利小便，消除水肿。

干贝冬瓜丝粥

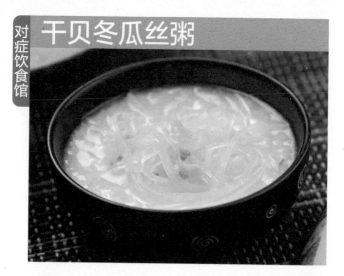

材料 大米100克，冬瓜、干贝各50克，姜、小葱各5克。

调料 香油3克，盐2克，鸡精1克。

做法

① 大米洗净，浸泡半小时，捞出沥干水分；干贝用冷水泡发后切碎；冬瓜去瓤、皮后切丝；姜去皮切丝；葱洗净切花。

② 锅内注入适量水，放入大米，先用大火煮开，再改用小火熬煮；见米粒稍软时，放入姜丝、冬瓜丝、干贝碎，继续煮至米烂粥稠，最后调入盐、鸡精拌匀，撒上葱花，淋入香油即可。

翡翠冬瓜夹

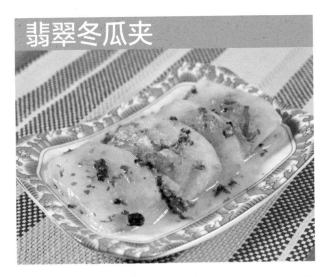

材料 冬瓜500克，雪菜末100克，猪肉馅150克，姜末少许。

调料 A.酱油半大匙，香油少许；B.盐、白胡椒粉、香油、水淀粉各少许。

做法

① 冬瓜去皮、子，切片，再以一刀切断、一刀不断的切法，切成蝴蝶状冬瓜夹，备用。

② 将雪菜末与猪肉馅加入调料A和姜末搅拌均匀，制成馅料。

③ 在冬瓜夹内塞入馅料，入蒸锅蒸熟，取出，浇入煮沸的调料B即可。

茼蒿冰糖粥

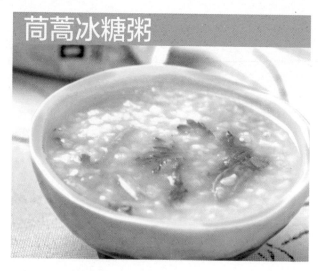

材料 茼蒿300克，大米200克。

调料 冰糖适量。

做法

① 把大米淘洗干净，放在清水中浸泡1小时，捞出沥干水分。

② 将茼蒿去掉老茎、坏叶后用清水洗净，切成长2厘米的段，备用。

③ 把淘洗好的大米放入锅中，加入适量的清水，用大火煮沸后，改为小火，熬煮片刻。

④ 放入切好的茼蒿段和适量冰糖一同熬煮，待米烂粥稠时即可盛碗食用。

冬瓜盅

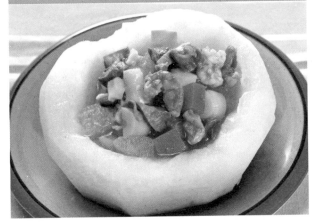

材料 冬瓜1个，鸡胗2个，笋1根，里脊肉200克，虾仁少许，香菇8朵，姜片、胡萝卜各适量。

调料 盐、高汤、料酒各适量。

做法

① 将冬瓜切开，挖去子瓤，做成冬瓜盅壳。

② 虾仁清洗干净，用料酒略抓匀。

③ 笋、里脊肉、香菇、胡萝卜、鸡胗分别切丁；姜切末。

④ 将做法②、③中的材料加高汤在锅中烧开，倒入冬瓜盅壳内，以大火蒸约40分钟，加盐并淋上料酒即可。

高血压

我姓王，今年45岁，在北京做销售工作。我的身体底子一直不错，只不过人到中年就很容易发福，现在体重比以前大大增加了，也给生活带来了很多困扰。最近几年血压频频告急，医院体检说我的血压几乎达到高血压危象的程度了，一听这个我很害怕，因为我家邻居的脑卒中就是严重高血压引起的。

医师解析

高血压是最常见的慢性病，也是心脑血管疾病最主要的危险因素，尤其是女性年龄越大，越容易患高血压。可怕的不是高血压本身，而是由血压增高引起的一系列并发症。降血压的目的一是使血压下降到或接近正常范围；二是防止或减少心脑血管并发症所致的病死率和病残率。引起血压增高的因素很多，主要是遗传、心理社会因素、疾病、生活方式等。

饮食叮咛

宜多食低盐、低脂、高钾类食物，还应该及时补充维生素和矿物质等营养素。

山 楂

| 性味归经 | 性微温，味酸、甘，归脾、胃、肝经。

| 推荐理由 | 山楂具有软化血管的作用，能使血液顺畅地流通，对改善高血压有一定的帮助。

梨

| 性味归经 | 性凉，味甘、微酸，归肺、胃经。

| 推荐理由 | 梨中含有丰富的B族维生素，能保护心脏，减轻疲劳，增强心肌活力，软化血管。高血压、心脏病的病人如有头晕目眩、心悸耳鸣，适宜吃梨。

番 茄

| 性味归经 | 性凉，味甘、酸，归肝、胃经。

| 推荐理由 | 番茄含有丰富的钾等矿物质，能促进血液中钠盐的排出，有降压、利尿、消肿作用，对高血压有较好的辅助治疗作用。

番茄烧鲜蘑

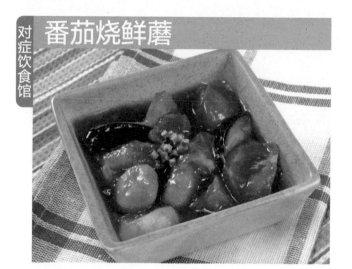

材料 番茄2个，胡萝卜块50克，蘑菇10朵，荸荠适量，小葱3根。

调料 A.盐、鸡精各2小匙，白糖、醪糟各1大匙；B.香油、水淀粉各1大匙，番茄酱250克。

做法

① 番茄洗净切块；小葱洗净切末；蘑菇去蒂，洗净；荸荠去皮洗净，和胡萝卜块、蘑菇一起放入沸水中汆烫一下，捞出。

② 锅中放入调料A烧开，加入除小葱外的所有材料用小火焖煮10分钟，再加入调料B煮至汤汁收干并呈黏稠状盛起，撒上葱末即可。

鱼泥番茄粥

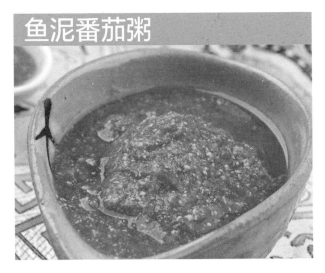

材料 净鱼肉200克，番茄1个，米粥1碗。

调料 香油、高汤各适量，盐少许。

做法

① 将鱼肉洗净，上笼蒸20分钟直至熟透，取出，再把鱼肉压成泥。

② 番茄用开水汆烫后去皮，用刀剁碎。

③ 将番茄加入高汤内用大火煮至烂熟，再加入米粥、鱼泥用小火煮开，最后加入香油和少许盐调味即可。

厨房宝典 用鱼搭配番茄，味道既鲜美，又对增强免疫力有显著的功效。

丝瓜烧番茄

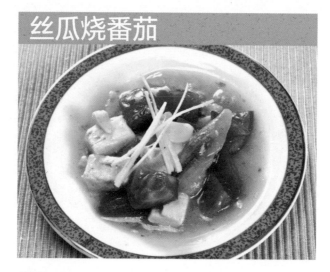

材料 丝瓜1条，番茄1个，冻豆腐1小块，蒜片1大匙，姜丝适量。

调料 盐适量，白糖1小匙。

做法

① 丝瓜轻轻刮去外皮、切成滚刀块状；番茄洗净，切成块。

② 冻豆腐切成小块，入沸水汆烫一下、沥干；关火后把丝瓜块也放入沸水中，见丝瓜微软即可捞出。

③ 起锅热油，放入蒜片和姜丝爆香，加入番茄块略炒，加入冻豆腐块和所有调料，烧开约2分钟后加入丝瓜块，再次烧开即可关火。

猕猴桃番茄牛肉

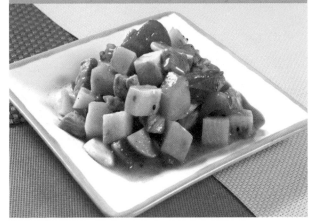

材料 猕猴桃2个（切块），番茄1个（切块），牛肉丁200克，西蓝花50克，蒜片，姜片各适量。

调料 A.盐、白糖、鸡精、蚝油、香油、料酒、黑胡椒粉各适量；B.水淀粉少许。

做法

① 猕猴桃块放入热水中泡3分钟，取出，沥干备用。

② 锅中倒入3大匙油烧热，爆香蒜片及姜片，放入牛肉丁炒散，将油倒出，锅中加入番茄块略炒。

③ 再加入调料A并盖上锅盖焖煮10分钟，撒入西蓝花拌炒出香味，加入猕猴桃块炒匀，用水淀粉勾芡即可盛出。

番茄土当归

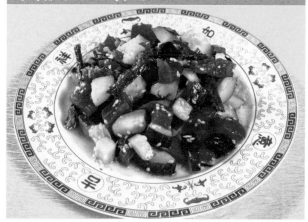

材料 番茄1个，土当归15克，小黄瓜1/4条，黑橄榄2粒，白芝麻1大匙。

调料 A.醋1大匙；B.美乃滋3大匙，味啉1小匙。

做法

① 土当归洗净，剥除外皮，加调料A浸泡10分钟，捞出后，切成长条片备用。

② 番茄去蒂，小黄瓜去头尾，两者均洗净，切丁；黑橄榄洗净，备用。

③ 白芝麻及调料B均放入大碗中搅拌均匀，加入所有材料拌匀即可。

番茄烧牛腩

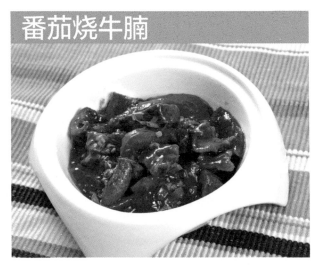

材料 牛腩200克，姜、葱各适量，番茄250克。

调料 番茄酱、白醋、盐、白糖各适量。

做法

① 牛腩切成小块，氽烫片刻，沥干；姜去皮，切成碎末；葱切成花；番茄去蒂，切成大块，备用。

② 油锅烧热，放入姜末炒香，然后放入牛腩块、番茄酱、白醋、盐、白糖翻炒一下，再加入适量水，以大火煮沸，再转为小火炖煮约30分钟，最后加入番茄块续煮1小时，待牛腩块软烂、汤汁略微收干时，撒入葱花即可。

低血压

　　我姓王，今年47岁，是位售票员。最近几个月我一直觉得头晕，有时还会头痛，总也不想吃饭，特别容易疲劳。朋友们都说我的脸色苍白，没有血色。一吃点东西就不消化，有时甚至会拉肚子。除此之外，我经常感觉自己手脚冰冷，时不时还会心慌。我到医院检查医生说是低血压。

医师解析

　　低血压大致分为两种，生理性低血压和病理性低血压。病理性低血压又分为原发性低血压和继发性低血压。原发性低血压指病因不明的低血压。

　　上文中王女士患的应该是原发性低血压。患有这一类低血压的人，血压低主要是因为身体的体质太弱，尤其是一些更年期的女性，由于身体的各个器官功能都有所下降，体质就会变弱，所以，很容易出现低血压这个问题。更年期是低血压的多发时期，但低血压并不只是更年期引起的，还应排除有无其他病理性症状，结合自身情况进行治疗。

低血压患者养生食材推荐

红枣

| 性味归经 | 性温，味甘，归脾、胃、心经。

| 推荐理由 | 红枣具有补虚益气、养血安神、健脾和胃的功效，是脾胃虚弱、气血不足、倦怠无力、低血压、失眠等患者良好的保健营养品。

菠菜

| 性味归经 | 性凉，味甘，归大肠、肝、胃经。

| 推荐理由 | 菠菜中富含人体造血原料——铁，常食可预防缺铁性贫血，令人面色红润。

桂圆

| 性味归经 | 性温，味甘，归心、脾经。

| 推荐理由 | 桂圆含有大量有益人体健康的微量元素。年老体衰、血压较低、久病体虚的患者，可以经常吃些桂圆，有补益的作用。

醪糟干烧松鼠鱼

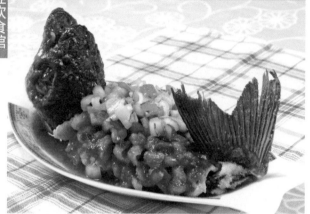

材料 黄鱼1条，红枣40克，洋葱丁、青椒丁各适量。

调料 A.醪糟2大匙，番茄酱1大匙，白糖、盐、白醋各1小匙；B.干淀粉2大匙；C.水淀粉1大匙。

做法

① 红枣洗净，去核，切片；将调料A拌匀，调成味汁。

② 黄鱼处理干净，从鱼鳃处斜刀切下鱼头，再斜切下鱼尾，剔去鱼骨，鱼肉切花刀，相连不可断。

③ 将鱼肉、鱼头和鱼尾均裹少许调料B，入油锅中炸至金黄后捞出，放入盘中，摆成鱼的造型，备用。

④ 起锅热油，下洋葱丁炒香，再下青椒丁、红枣片及调料A炒匀，用调料C勾芡，起锅浇在盘中即可。

草鱼菠菜粥

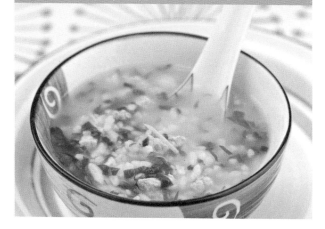

材料 大米200克，草鱼150克，菠菜100克。

调料 盐适量。

做法

① 大米淘洗干净，放在清水中浸泡1小时，捞出沥干水分；草鱼洗净，除去鱼骨、鱼刺，剁成鱼蓉，放在盘中备用；菠菜择去坏叶，用清水洗净。

② 将菠菜放在沸水锅中汆烫一下，捞出，切末。

③ 另取一锅，放入浸泡好的大米，加入适量清水，用大火煮沸后改用小火熬煮，煮至米烂粥稠时，倒入切好的鱼蓉和菠菜末，加入适量的盐调味，搅拌均匀后再煮5分钟即成。

菠菜卷

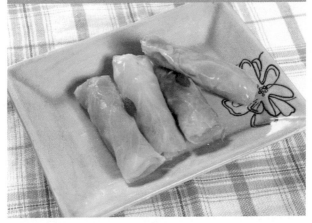

材料 菠菜300克，圆白菜叶4大片，枸杞子少许。

调料 鸡精1大匙，香油少许。

做法

① 将菠菜洗净、氽烫熟，捞出冲凉，挤干水分，再将根部切掉，备用。

② 圆白菜叶洗净，氽烫熟，捞出冲凉，把硬梗部分切薄，修整。

③ 将菠菜铺放在圆白菜叶上，卷紧成筒状，切长段后装盘备用。

④ 将鸡精和香油搅匀，淋在菠菜卷上，撒上枸杞子即可。

芝麻菠菜

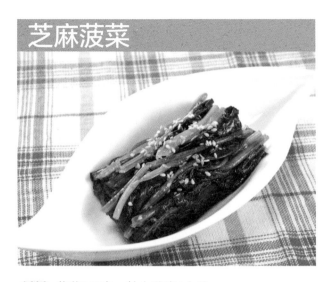

材料 菠菜250克，熟白芝麻1大匙。

调料 盐半大匙，白糖1小匙，香油3大匙。

做法

① 菠菜洗净，将梗叶交错，放入耐热容器中，覆膜（留孔），入微波炉，以高火烧约3分钟，然后取出，放入冰水中泡凉，捞出沥干。

② 将泡凉、沥干的菠菜切成5厘米长的段，放在盘中摆好。

③ 将盐、白糖、香油混合成调料汁，淋在菠菜上拌匀，最后撒上熟白芝麻即可。

糖尿病

我姓赵，今年59岁。我身体一向很好，尤其是食欲特别旺盛，但是奇怪的是我的身体却一直很瘦，气色也不太好。最近几年总是感到口渴难耐，喜欢饮水。感觉到自己身体特别没有力气，腰和膝盖也感觉到酸软，有时候还感觉自己的肢体特别麻木，而且大便也有些干燥。家人陪我到医院，我竟然被确诊为Ⅱ型糖尿病。

医师解析

上文中的赵女士患的Ⅱ型糖尿病的致病因素有很多，生理因素是胰岛素不能起到相应的作用。40岁以上的成年人和老年人糖尿病患病率较高。这类糖尿病患者的致病因素包括遗传、年龄、环境等，肥胖、缺乏适宜的锻炼、劳累、精神压力过重等多方面。

饮食叮咛

多吃富含膳食纤维的食物，因为膳食纤维可增加饱腹感，使胃肠道吸收变慢，具有减缓血糖上升的作用。

糖尿病患者养生食材推荐

魔 芋

|性味归经| 性温，味甘辛，归心、脾经。

|推荐理由| 魔芋能平稳地减少葡萄糖吸收，有效地降低餐后血糖，从而减轻胰脏的负担，使糖尿病患者的糖代谢处于良性循环。

西瓜皮

|性味归经| 性凉，味甘，归心、胃、膀胱经。

|推荐理由| 糖尿病伴有口渴、小便混浊者，宜吃西瓜皮，其具有清热、解渴、利尿的功效。

南 瓜

|性味归经| 性温，味甘，归脾、胃经。

|推荐理由| 南瓜中含有多种营养素，其中的果胶能调节胃内食物的吸收速率，使糖类吸收减慢；可溶性纤维素能推迟胃内食物的排空，控制饭后血糖上升。

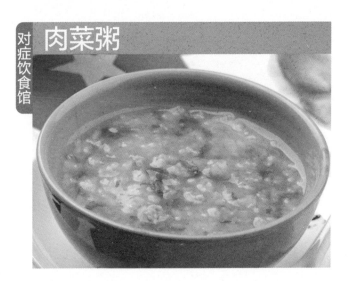

肉菜粥

材料 大米250克，猪瘦肉120克，芹菜100克，南瓜泥80克。

调料 酱油、味精各适量。

做法

① 大米淘洗干净，用清水浸泡1小时；猪瘦肉洗净，剁成细末；芹菜洗净，切碎。

② 锅内加适量油，烧热后把猪瘦肉末倒入锅内，加入适量酱油煸炒，然后加水煮开。

③ 将大米倒入锅内，用小火煮开，煮至肉熟烂时，加入南瓜泥、芹菜末，等全部材料煮至熟烂后，加入适量味精调味即可。

南瓜粥

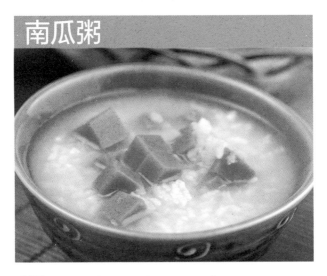

材料 米饭（蒸好）20克，南瓜30克。

调料 盐（白糖）适量。

做法

① 将蒸好的米饭与清水混合，一起放入锅中煮成黏稠状的粥。

② 南瓜去皮，切成小方块，放入锅中用水熬煮至软。

③ 将南瓜块放在煮好的粥上，撒入盐或白糖，搅拌均匀之后即可食用。

厨房宝典 相同体积的南瓜，宜选择重量较重者，这种南瓜吃起来比较面和甜。

香爆南瓜

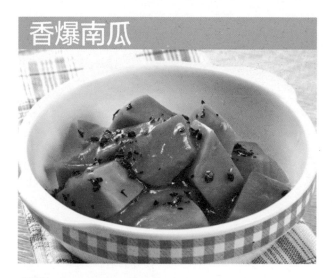

材料 南瓜600克，蒜2瓣。

调料 豆豉、醪糟各1大匙，盐少许。

做法

① 南瓜去皮、瓤、子，洗净，切大块；蒜洗净，切末；豆豉切成碎末，备用。

② 锅置火上，加入适量油烧热后，放入豆豉碎末和蒜末炒香，加入南瓜块进行翻炒，然后淋入醪糟，再加水焖煮至南瓜熟软，最后加盐调味即可。

> 厨房宝典 可将南瓜切成丝后炒制，但炒南瓜丝时火力不要太大，以保持其脆嫩口感。

南瓜炒虾米

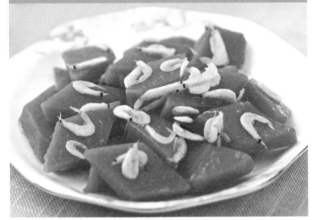

材料 南瓜400克，虾米60克，葱适量。

调料 盐、鸡精、料酒、白糖、水淀粉各适量。

做法

① 将南瓜洗净，去皮、瓤、子，切片；虾米用温水泡发，捞出，洗净，沥干，泡虾米的水留下，备用；葱洗净，切花。

② 油锅烧热，下入葱花爆香，再放入南瓜片、虾米翻炒3分钟。

③ 然后倒入料酒，加泡虾米的水、盐、鸡精、白糖，大火烧沸后，用水淀粉勾芡即可。

高脂血症

我姓姜，今年55岁，是位蛋糕师傅。我的身体一直很健康，除了胖之外，没有其他的毛病。直到前几年，总觉得身体不舒服，时不时会觉得头晕晕的，胸比较闷，有时心慌，还会觉得四肢没有力气，手和脚会有麻的感觉。儿子陪我到医院检查，说我得了高脂血症，还给了我很多饮食方面的指导。

医师解析

高脂血症被称为"百病之源"，研究发现，高脂血症导致的死亡人数非常高。尽管如此，许多人依然没有把高脂血症当回事。高脂血症初期没有特别明显的症状表现，但它却是很多疾病的致命诱因，如心脏病、高血压、糖尿病、脑卒中等，所以，需要引起更年期女性的重视，在日常膳食中要注意合理、均衡。

饮食叮咛

宜吃低胆固醇、低脂肪、低热量而富含膳食纤维的绿叶蔬菜、豆制品。

兔 肉

|性味归经| 性凉，味甘，归肝，大肠经。

|推荐理由| 兔肉是一种高蛋白、低脂肪、低胆固醇食品，符合高脂血症患者的饮食要求，高脂血症患者可适当食用。

青 蒜

|性味归经| 性温，味辛，归脾、胃、肺经。

|推荐理由| 青蒜中含有许多对心血管健康有益的物质，可降低胆固醇，具有明显的降血脂及预防冠心病和动脉粥样硬化的作用。

荞 麦

|性味归经| 性凉，味甘，归脾、胃、大肠经。

|推荐理由| 荞麦中含有的类黄酮有降低人体血脂和胆固醇、软化血管、保护视力和预防脑血管出血的作用。

凉拌胡萝卜丝

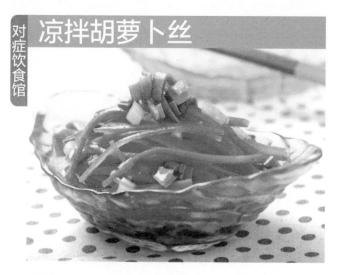

材料 胡萝卜350克，青蒜20克，蒜适量。

调料 盐、鸡精、醋、酱油各适量。

做法

① 胡萝卜洗净，去皮，切丝；青蒜洗净，切碎；蒜去皮，切末，备用。

② 胡萝卜丝、青蒜碎、蒜末放入碗中，加入鸡精、盐、醋，淋入酱油，备用。

③ 锅置火上，加入适量油烧热，然后均匀地淋入碗中，搅拌均匀即可。

蒜香猪血

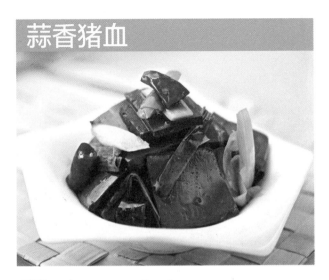

材料 猪血150克，青蒜50克。

调料 盐、味精、料酒、花椒各适量，干辣椒4个。

做法

① 猪血洗净，切大块，放入凉水锅中，滴入几滴料酒，中火烧开，至氽烫透时捞出，沥干，切成小片；青蒜洗净，切段；干辣椒洗净，切段，备用。

② 油锅烧热，放入干辣椒段和花椒煸炒出香味，放入猪血块快速翻炒均匀。

③ 最后放入料酒、青蒜段、盐、味精，炒匀至熟透入味即可起锅装盘。

青蒜回锅肉

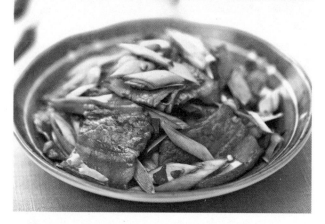

材料 猪五花肉350克，青蒜100克。

调料 盐、白糖、酱油各少许，郫县豆瓣酱、甜面酱各适量。

做法

① 将五花肉洗净，放入锅中，加适量水煮至七分熟，捞出晾凉，切片；青蒜剥皮，洗净，切斜刀段，备用。

② 油锅烧热，下五花肉片煸炒出油，然后加郫县豆瓣酱、甜面酱炒香。

③ 最后调入白糖、盐、酱油调味，加入青蒜段炒至断生，装盘即可。

青蒜炒牛肉

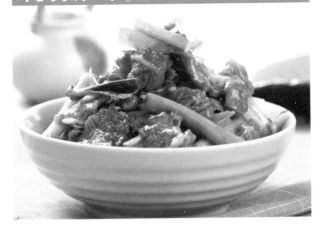

材料 牛肉片350克，青蒜段150克，姜丝少许。

调料 干淀粉少许，盐、生抽、鸡精各3克，料酒、蚝油各适量。

做法

① 牛肉片加干淀粉、少许盐、生抽、鸡精、料酒抓匀，腌渍片刻。

② 起锅热油，倒入牛肉片迅速滑散，盛出，沥油。

③ 炒锅烧热，加油，放入姜丝炒香，烹入料酒，倒入牛肉片炒至将熟，加盐、生抽、鸡精、蚝油调味。

④ 最后倒入青蒜段煸炒片刻，出锅装盘即可。

回锅胡萝卜

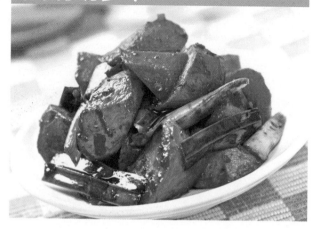

材料 胡萝卜350克，青蒜50克。

调料 鲜汤、盐、豆瓣酱、豆豉各适量。

做法

① 将胡萝卜去皮洗净，切成滚刀块；青蒜择洗干净，切成段；豆瓣酱、豆豉分别剁细。

② 将胡萝卜块入蒸笼蒸至断生，取出，备用。

③ 油锅烧热，放入豆瓣酱、豆豉炒香至油呈红色，然后下入蒸熟的胡萝卜块炒匀，加入鲜汤、盐调味。

④ 最后加入青蒜段翻炒均匀，炒至蒜苗段断生后即可起锅装盘。

青蒜炒肉丝

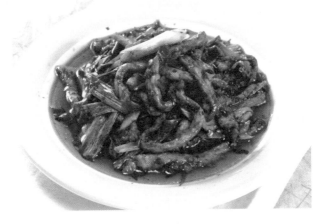

材料 猪瘦肉150克，青蒜100克。

调料 A.盐、料酒、干淀粉各适量；B.豆瓣酱2大匙，盐、酱油、味精、水淀粉、高汤各适量。

做法

① 猪瘦肉洗净，切成丝，放入碗内，加调料A拌匀后腌渍入味；青蒜择洗干净后切成段。

② 将调料B中的盐、酱油、味精、水淀粉和高汤调匀后制成芡汁。

③ 油锅烧热，放入猪瘦肉丝炒散，至颜色发白时加入豆瓣酱炒香，再下入青蒜段炒至断生，倒入做法②的芡汁，大火收汁后起锅装盘即可。

脑卒中

询医问诊

我姓张，59岁，是位家庭主妇。我觉得自己很不幸，去年冬天在床上看书的我，听见电话声响，急着去接电话的时候，突然眼前一黑，什么都不知道了。醒来发现自己已经在医院，医生说是脑卒中。出院之后，照镜子发现自己口眼歪斜，说话也表达不清楚，有一半的身体已经毫无知觉。一度十分悲观，觉得生命毫无意思，甚至有轻生的念头。最后在家人的帮助下，心态慢慢调节过来了。

医师解析

脑卒中又称中风，是一种突然起病的脑血液循环障碍性疾病。是指脑血管疾病的病人，因各种诱发因素引起脑内动脉狭窄，闭塞破裂，而造成急性脑血液循环障碍，临床上表现为节段性或永久性脑功能障碍的症状和体征。更年期女性血管变得比较脆弱，所以患脑卒中的概率较高。

饮食叮咛

多喝水，早晨和晚上睡觉前空腹饮水最重要。

牛 奶

|性味归经| 性偏凉，味甘，归肺、脾、胃经。

|推荐理由| 牛奶能抑制体内胆固醇的合成，降低血脂及胆固醇的含量。脑卒中患者饮食中应有适当蛋白质，最好食用脱脂、低脂牛奶。

柑 橘

|性味归经| 性温，味甘、酸，归肺、胃经。

|推荐理由| 柑橘等新鲜水果富含维生素C，可降低血液中胆固醇含量，增加血管弹性，防止出血。适合脑卒中患者预后食用。

海 带

|性味归经| 性寒，味咸，归肝、胃、肾经。

|推荐理由| 海带含有丰富的碘，可以减少胆固醇在动脉壁沉积，防止动脉粥样硬化的发生。

豆芽海带炖鲫鱼

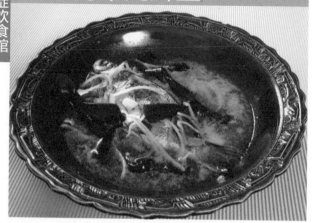

材料 鲫鱼1条，黄豆芽300克，海带30克，姜、葱各适量。

调料 盐、味精、白胡椒粉、生抽、料酒、白醋各适量。

做法

① 将鲫鱼洗净、去鳞及内脏；黄豆芽洗净去尾；海带浸透切段；姜切片；葱切段。

② 油锅烧热，鲫鱼煎至两面金黄。

③ 将鲫鱼、黄豆芽、海带段、姜片、葱段放入炖盅内，加入清水炖2小时，加入全部调料调味即可。

黄豆烧海带结

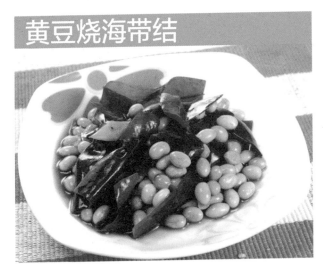

材料 黄豆150克，海带结300克，姜、红椒各适量。

调料 酱油1大匙，盐适量，白糖1小匙。

做法

① 黄豆洗净，加水浸泡4~6小时。

② 红椒洗净后切成片，备用；姜切片；海带结入冷水中略浸泡，洗净。

③ 油锅烧热，爆香姜片，加入黄豆及适量清水，煮约30分钟。

④ 加入海带结，并调入盐、白糖、酱油烧至入味，煮至黄豆软烂，10~15分钟后待汤汁收干时加入红椒片略煮，起锅即可。

薏米甜橘粥

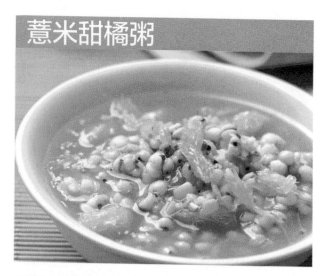

材料 橘肉10克，大米50克，薏米5克。

调料 白糖适量。

做法

① 将薏米洗净，用水浸泡1小时，捞出沥干水分，再捣碎放入锅中用大火煮开。

② 大米洗净，用清水浸泡1小时，捞出沥干水分，再倒入薏米锅中，开大火煮开。

③ 将橘肉剥去外面的白膜，切成小块，然后再放入做法②的锅中继续熬煮。

④ 待煮成粥状后放入白糖即成。

海带豆腐瘦肉汤

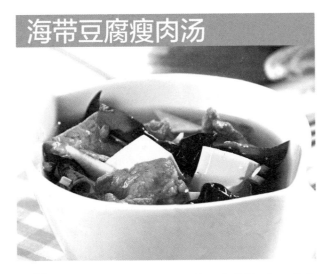

材料 嫩豆腐8小块,猪瘦肉60克,海带结6个,葱花5克,姜片适量。

调料 盐、鸡精、生抽、玉米淀粉各适量。

做法

① 嫩豆腐切块;猪瘦肉洗净,切薄片;海带结洗净,沥干水分备用。

② 猪瘦肉片用生抽腌渍10分钟左右,然后加入玉米淀粉抓拌均匀。

③ 将豆腐块、海带结、瘦肉片、姜片放入锅中,加入适量清水,大火烧开后转小火煮至材料熟透,放入盐、鸡精调味,撒上葱花即可。

冠心病

我姓刘，今年56岁，是位编辑。最近总是感觉胸闷气短，走路时间一久，出气就变得特别困难，更别提干活了，晚上也睡不着。开始的时候没有在意，只是胸中感觉到疼痛，但是一段时间之后脖子、胳膊、后背和肚子也开始疼起来了，而且还伴有头晕目眩、出冷汗、打寒战、恶心等现象。这时候我感觉到已经不能不去看医生了，到了医院一检查，医生说是冠心病。

医师解析

冠心病是冠状动脉粥样硬化性心脏病的简称。由于脂质代谢异常，血液中的脂质聚集在光滑的动脉内膜上，动脉内膜逐渐有类似粥样的脂类物质堆积而形成的白色斑块，所以叫做动脉粥样硬化病变。这些斑块渐渐增多就会造成动脉腔变小，血流就会受到阻碍，从而导致心肌缺血，产生心绞痛。

饮食叮咛

要注意蛋白质的摄入量，同时多吃蔬菜水果。

薏 米

|性味归经| 性凉，味甘、淡，归脾、胃、肺经。

|推荐理由| 薏米所含的植物固醇能有效清除血液中的胆固醇，对高血压、冠心病等有调理作用。

黑 豆

|性味归经| 性平，味甘，归脾、肾经。

|推荐理由| 黑豆含有植物固醇，植物固醇不但能被人体吸收，而且能抑制胆固醇的吸收。黑豆等豆类还含有卵磷脂及无机盐，对防治冠心病有利。

葱

|性味归经| 性温，味辛，归肺、胃经。

|推荐理由| 经常食用葱可以软化血管、稀释血液，不但能改善冠状动脉血液循环，预防冠心病，而且可以促进大脑血液循环，预防脑卒中及脑动脉硬化。

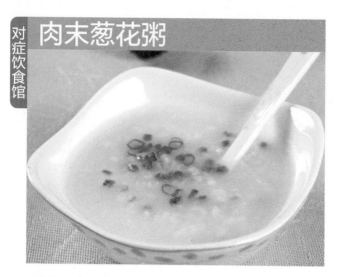

对症饮食馆

肉末葱花粥

材料 大米100克，猪瘦肉末60克，小葱1根。

调料 盐适量。

做法

① 将小葱择洗干净，切成葱花，放在盘中备用；将大米淘洗干净，并用清水浸泡1小时左右，捞出，沥干水分，备用。

② 将大米和适量的清水一起放入锅内，大火煮沸后再改小火熬煮。

③ 待粥将熟时，加入已准备好的猪瘦肉末和盐，煮至肉熟，再加入葱花，稍煮片刻，即可食用。

葱白大米粥

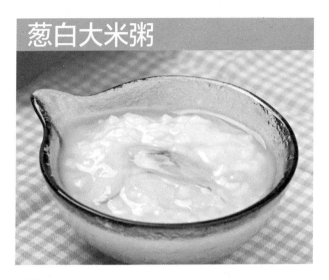

材料 葱白1根，姜3片，大米100克。

调料 盐（白糖）适量。

做法：

① 先将大米清洗干净，并用清水浸泡1小时左右，捞出，沥干水分，备用。

② 葱白洗净切细末。

③ 将准备好的大米加水放入锅内，用大火煮开约30分钟，待米烂成粥后，将葱白末放入粥中，稍煮片刻，然后放入姜片，煮5～10分钟后，撒入盐或白糖调味即可食用。

鲍汁豉焖黑豆

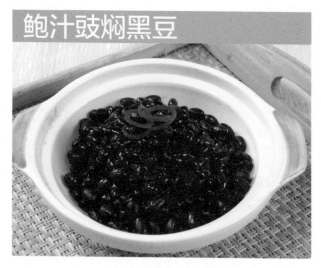

材料 黑豆适量，豆豉10粒，红椒丝少许。

调料 鲍汁3小匙，料酒1小匙，白糖适量。

做法

① 黑豆洗净，用清水浸泡至豆身略软、发胀用。

② 锅置火上，加油烧热，放入豆豉爆炒片刻，然后加入泡好的黑豆，调入料酒，淋入鲍汁，加入适量白糖和清水，大火烧沸，再转小火焖至汁水稍干，撒上红椒丝即可盛出食用。

> **厨房宝典** 豆豉、鲍汁含有较多盐分，因此这道菜不用放盐，以避免摄入过多盐分。

葱油里脊

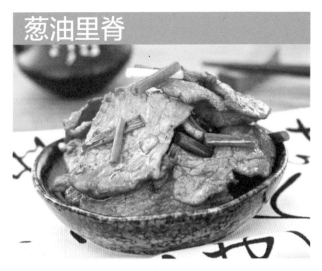

材料 猪里脊肉400克，葱30克。

调料 盐、味精、白糖各适量。

做法

① 将猪里脊肉洗净切片，入沸水锅中氽烫至八成熟，备用；葱洗净，切段，备用。

② 油锅烧热，先放入葱段爆炒至出香味，再下入猪里脊肉片一起煸炒，放入盐、味精和白糖炒至肉熟，起锅即可。

厨房宝典 这道菜所用的葱，既可以是小葱，还可以是大葱或者洋葱，同样美味。

葱段虾仁

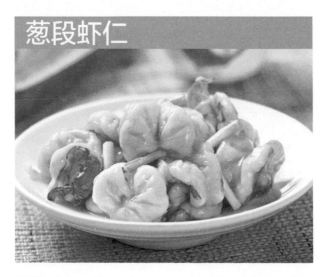

材料 虾仁400克，鸡蛋1个（取蛋清），姜末、葱段各适量。

调料 盐、料酒、高汤、水淀粉、干淀粉各适量，花椒粉、胡椒粉、小苏打各少许。

做法

① 虾仁洗净，沥干，用花椒粉、姜末、小苏打、盐和料酒腌渍10分钟。

② 将干淀粉、蛋清和少许胡椒粉加适量水调成糊，加虾仁拌匀，放入油锅中滑散，待变色后捞出。

③ 油锅烧热，放葱段、高汤及余下的胡椒粉和盐，大火烧沸后加水淀粉勾芡，然后倒入虾仁炒匀即可。